10秒顔さすりで老眼、近視、緑内障はよくなる

白内障、黄斑変性、ドライアイにも効く

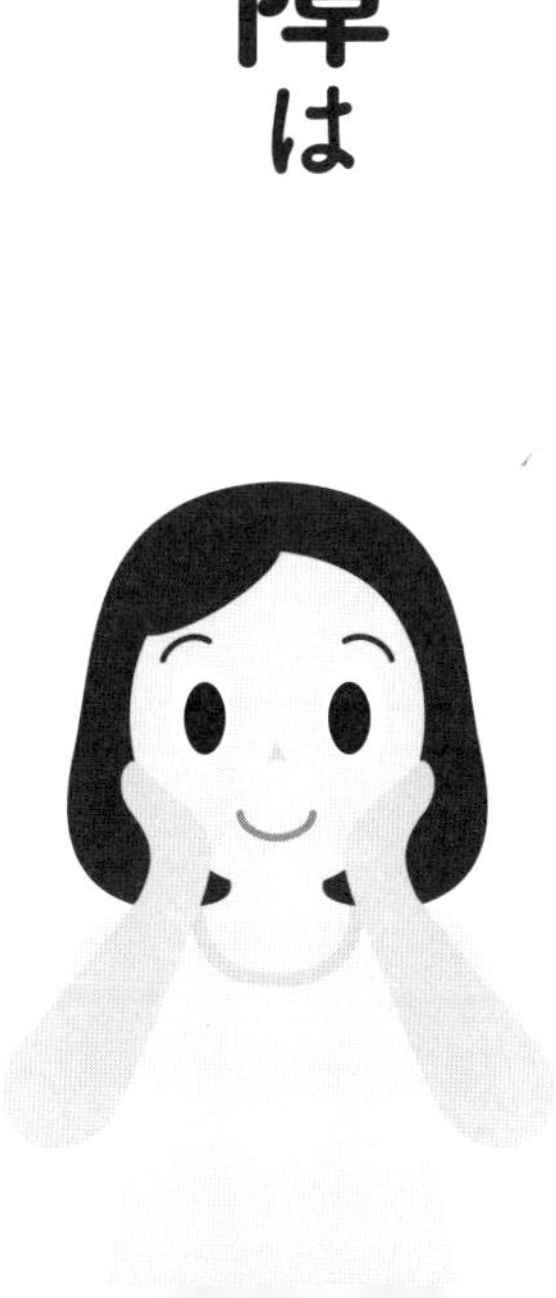

鍼メディカルうちだ院長
内田輝和 著

回生眼科院長
山口康三 監修

はじめに

私が治療院で日々行っている鍼灸治療では、血液の流れをよくすることによって体の不調を取り除きます。

腰痛やひざ痛、肩コリ、そして今回のテーマである目の病気まで、私の患者さんの症状は多岐にわたりますが、それらの原因となっているのは、つきつめると血流の停滞にあるのです。

例えば、腰痛や肩コリなどの症状は、姿勢の悪さなどによって、筋肉が硬くなることが主な原因です。

筋肉が硬くなると、筋肉の中を通る血管が拡張できなくなり、血流が停滞します。

その結果、血液とともに運ばれる酸素や栄養素が、患部の細胞まで十分届かなくなり、痛みなどの症状が出てくるのです。

ではどうして鍼やお灸をすると、血流が改善するのでしょうか。

鍼を例に簡単に説明しましょう。

皮膚は体を守る大切なバリアーです。

その大事な皮膚が、鍼を打つことで傷つけられます。

ごく小さな傷ですが、傷ついた細胞は自らを修復するために、酸素や栄養が必要になります。そのため、鍼を打つと血流がよくなるのです。

もう1つ、私が行う治療に手技療法があります。手技療法とは指圧やマッサージの総称ですが、この治療法の目的も血流をよくすることにあります。

皮膚をマッサージすると、皮膚が赤くなってきますが、これはマッサージした部分の血流がよくなった証拠なのです。

この本を読まれている方も、経験したことがあるのではないでしょうか。

冬の寒い日に手袋なしで外出すると、手が冷たくなります。

末梢の血管が収縮して血流が悪くなっているため、冷たくなるのですが、こんなとき、何気なく両手をこすり合わせたりしませんか？

両手をこすり合わせると、手の皮膚が刺激され、血流がよくなるので、冷たい手も温かくなるのです。

このように、皮膚に刺激を与えると、血流が改善します。

血液が流れる血管は、全身に張り巡らされていますが、目も例外ではありません。

特に目の奥にある網膜にはおびただしい毛細血管が張り巡らされており、目の血流量は脳の20倍以上もあるといわれているのです。

加齢や生活習慣などによって、動脈硬化が進むと血流が悪くなってきます。もちろん、網膜の血管も同様です。

ところが、目のレンズに当たる水晶体や眼球の内部（硝子体）は透明で血管が通っていません。それでは組織に酸素や栄養が送れないので、房水という体液が血液の代わりをしているのです。

目の血流が悪いと、この房水の流れも悪くなります。

こうしたことから、ますます目の血流をよくしておくのは大切です。

老眼や近視などの視力低下も、主に目の筋肉の酷使による血流の低下が原因。

目を使い過ぎると、目の筋肉の血流が悪くなり、筋肉が硬まってしまうため、ピントを合わせる機能が低下してしまうのです。

では目の血流をよくするには、どうすればよいのでしょうか？


それは簡単。たった10秒顔をさすることで解決できます。


鍼灸師として、長年治療にあたった経験の中で見つけた、目に効く治療点を手でさすることで、血流改善ができるのです。

本書では、これまで私の治療院で、老眼、近視、緑内障をはじめとする目の不調を治癒させることができた顔さすりの方法を、すべて公開します。

顔さすりはとても簡単なのですぐに始められますし、毎日続けることが苦にならないほど手軽な健康法です。

さあ、今すぐに、自分の目で実感してください。

内田輝和

監修のことば

回生眼科院長　山口康三

目は私たちの体の中で、もっとも進化しているといわれる器官です。

目は脳の出先器官であり、人体において高度に分化した精密機械であるともいわれます。

それゆえ、体が不調になると、いち早くその影響を受けやすいのです。

しかし現代医学（西洋医学）では、目と全身の関係をあまり重視していません。


目の病気は、目だけを治療すればよいと考えるのが現代医学です。

これに対し、昔から目と全身の関係を重視してきたのが東洋医学です。

目は、全身に張り巡らされる多くの経絡《けいらく》（生命エネルギーである気の通り道）と関係が深いため、体調の変化は目に反映されやすいと考えられています。

私は、東洋医学を含めた「目の綜合医学」という観点に立って、生活習慣を改善する方法を患者さんに指導しています。

目の病気だから、目だけを見るのではなく、目に不調を及ぼした原因となる生活習慣や、全身のバランスを見ます。

具体的に言うと、食事、運動、睡眠の生活習慣や、ストレスとの付き合い方などです。


病気になった体は、さまざまな代謝が異常をきたして血液循環が悪くなったり、免疫システムに異常が生じ免疫力が低下します。

そうした体の異常常は、主に悪い生活習慣によって引き起こされています。

例えば、食べ過ぎや栄養バランスの悪い食事、運動不足、夜型の生活や睡眠不足、過度のストレス、お酒の飲み過ぎ、喫煙、糖質の取り過ぎなどが挙げられるでしょう。

目の病気の発症の背景には、このような生活習慣が大きく関わっています。

いわば目の生活習慣病と言ってもよいでしょう。

また、老眼、近視、ドライアイなどは、目の酷使によって引き起こされています。

特に、デジタル機器の画面を見つめる時間が多い現代人は、ほとんどの人が日常的に目を酷使しているといっても過言ではありません。

ですから、少し生活習慣を変えるだけで、さまざまな代謝異常が正常な状態に戻り、また、目の健康に一番大切な血液循環が整うようになります。

生活習慣病の代表として、全身の血液ドロドロによって引き起こされる動脈硬化がありますが、目の病気も同じです。

実際に、緑内障や白内障、黄斑変性などを発症した人の目の血管を調べると、血液循環が悪く、血液がドロドロしている場合がほとんど。

血流をよくすることは、目の病気や症状を改善させるための必要条件です。

血流改善の方法として、内田輝和先生の推奨する顔さすりは、私もおすすめします。

目のまわりの皮膚をさすることは、皮膚や筋肉の滞った血流をスムーズに整える効果があるからです。

毎日の顔さすりと同時に、食事、運動、睡眠、ストレスなどの生活習慣も改善すれば、必ず目の血流がよくなり、不調も消えていくでしょう。

本書では、第1章で、目の病気ごとの症状と発症原因について、第5章では生活改善療法を行う眼科医として目によい生活習慣について解説します。

この本を手に取ったみなさんは、ご自身もしくは、家族、友人など大切な人の目を守りたいと思われているのでしょう。

そういったみなさんの生活改善の一助になれば幸いです。

目次

第1章　目の不調を訴える日本人が急増している　17

第2章

血流改善が大事、皮膚刺激の効用 45

第3章

3ステップで簡単！ 顔さすりのやり方 81

気になる疑問を一挙解決！ 顔さすりQ＆A 101

第4章

目の不調が回復！ 感動体験談

第5章

生活習慣を少し変えるだけで目はよくなる　133

装丁デザイン＋カバーイラスト／
今成麻緒（FROG KING STUDIO）
本文デザイン／小田有希
本文イラスト／ガリマツ
編集協力／福士 斉
校正／東京出版サービスセンター
編集担当／近藤沙緒莉（主婦の友インフォス）

第1章

目の不調を訴える日本人が急増している

回生眼科院長　**山口康三**

日本人の目が危ない

子供の目に異変が……

私は眼科医として、長年にわたって、子供から高齢者まで、さまざまな年代の目を診ています。

その経験から、最近の子供の目に異変が起きていることに気付きました。

眼科の視力測定では、まず機械で予測値を判定し、それから視力表（円の切れ目が見えるかどうかを調べる）を用いて、実際にどのくらい見えるかを調べます。

例えば、機械でマイナス1の近視と判定されると、大人の場合、0・7くらいまで見えるのが普通です。

通常、子供の実際の視力は大人よりややよいのですが、大人でも子供でも機械の予測値と実際の視力はほぼ一致しています。

ところが、最近の幼少児や小学生の中には、予測値以下の視力しか出ない子供がいます。そればかりか、メガネで矯正しても、視力が上がりません。普通なら、1・0が見えるレンズを使っても、0・7しか見えない、ということが起こっているのです。

こうした幼少児や小学生の患者さんは、年々増えています。一昨年は1人しかいなかったのが、昨年は5人、今年は急に増えて、20人になりました。

原因はゲーム機器やパソコンの使い過ぎで、目を酷使しているからでしょう。目が疲れきっているため、レンズで矯正しても、視力が上がりにくくなっているのです。

20～30代に急増するスマホ老眼

目が疲れているのは、子供だけではありません。

大人はスマホ（スマートフォン）画面の見過ぎで、目を酷使しています。

電車に乗ると、ほとんどの人がスマホの画面を見つめていますが、ここから出る光に、長時間さらされているのですから、目が疲れないわけがありません。

特にスマホやパソコン、テレビなどから発せられるブルーライトは、目の奥まで達するので、目がとても疲れるのです。

こうしたデジタル機器に囲まれた生活をしていると、若いうちから老眼のような症状が出ます。

老眼といえば、普通は50代くらいから、早い人で40代から始まりますが、最近は20代、30代でも老眼の症状を訴える人が増えています。

これはスマホ老眼と呼ばれているものです。

あらゆる年代の目が酷使されている

老眼は加齢により、目のピントを調節する筋肉や水晶体（レンズ）が硬くなって起こりますが、スマホ老眼は目の使い過ぎによって、ピントを合わせる機能が落ちることが原因です。

現代人の生活の一部となったスマホですが、上手に使わないと、目を傷めてしまいます。

スマホに熱中しているのは、若い人だけではありません。今や60代、70代でもスマホを利用している人は珍しくないです。

スマホ以外には、液晶テレビやパソコンなどからもブルーライトは発せられているので、1日の生活を振り返ってみると、かなり目を酷使していることに気付きます。

目の病気は生活習慣病

白内障も生活習慣を変えれば治る

目を酷使したら、休ませないといけません。

目の疲れを取るには、十分な睡眠が不可欠ですが、今は子供でも夜11時くらいに寝るのが当たり前になっています。

そこで、視力異常の子供に対し、ゲームやテレビの時間を30分まで減らし、遅くとも9時には寝るように指導、また、目の疲れを取るビタミンB_{12}を処方すると、2週間後には視力異常がすっかり治っていました。

このように目の疲れを取ってやるだけで簡単に目が治ってしまうこともあるのです。

生活習慣病という言葉がありますが、目の病気も生活習慣が原因で発症しています。

例えば、加齢が原因といわれる白内障や黄斑変性という目の病気がありますが、私に言わせれば、これらの病気は加齢のみが原因で発症したわけではありません。

問題のある生活習慣を何十年も続けた結果なのです。

逆に言えば、白内障や黄斑変性も生活習慣を改善すれば、治すことができます。

ただ、子供の視力異常のように簡単ではありません。大人はいくつもの生活習慣の問題が絡み合っているからです。

血流を改善すれば目もよくなる

ではなぜ生活習慣を変えると、目の病気が治るのでしょうか。

それは、血流の滞りが改善されるからです。

肥満や運動不足から、高血圧や糖尿病を発症すると、動脈硬化が進み、血管が硬くなります。すると、スムーズに伸び縮みができないので、血流が悪くなるのです。

時には血管が破れたり、血液のかたまりが血管を塞いでしまうこともあります。

もちろん目のまわりにも血管が張り巡らされています。眼底の血管が破れれば眼底出血《がんていしゅっけつ》を起こしますし、それ以前に、目のまわりの血流が悪くなれば、目に栄養や酸素が十分に届かなくなります。

これでは目を構成する細胞は健康な状態を保つことができません。こうして弱った目の細胞は、さまざまな病気にかかりやすくなるのです。

では次ページより、目の病気がどのようにして発症するのか、生活習慣の原因も含めて説明することにしましょう。

老眼 老化が原因といわれるが、ならない人もいる

近くにピントが合わなくなる

目をカメラに例えると、レンズに当たるのが水晶体《すいしょうたい》です。水晶体は毛様体筋《もうようたいきん》という筋肉によって厚さを変えて、網膜《もうまく》にピントの合った像を結ぶように調整しています。

遠くを見るときは水晶体が薄くなり、近くを見るときは水晶体が厚くなって、ピントを合わせます。

ところが、40才を超えた辺りから、近くのピント調整がうまくいかなくなってくる人がいます。これが老眼です。

加齢によって近くにピントが合いにくくなる原因の1つは、水晶体が硬くなること。それにより弾力性が低下するため、水晶体の厚みをスムーズに調整することが難しくなるのです。

もう1つの原因は、毛様体筋の筋力低下。水晶体を引っ張ったり緩めたりす

る力が衰えると見えづらくなります。

老化だけが老眼の原因ではない

「老眼」と言われるように、水晶体が硬くなるのも、毛様体筋の力が弱くなるのも、老化が原因だと思われがちです。

しかし40代で老眼の症状が出始める人もいれば、70代、80代でも老眼にならない人もいます。必ずしも加齢だけが老眼の原因とはいえないのです。

特に毛様体筋は、使わないと硬くなって動きが悪くなるので、視点を移動するトレーニングで、ある程度改善することができます。

よく近くを見た後は、遠くの景色を眺めるとよいといわれますが、これは視点を移動させることで、毛様体筋のトレーニングになるからです。

しかし老眼のもっとも大きな要因は、生活習慣でしょう。

私の経験では、運動不足や睡眠不足、アルコールをよく飲む人は、老眼を発症しやすい傾向が見られます。

老眼の症状とメカニズム

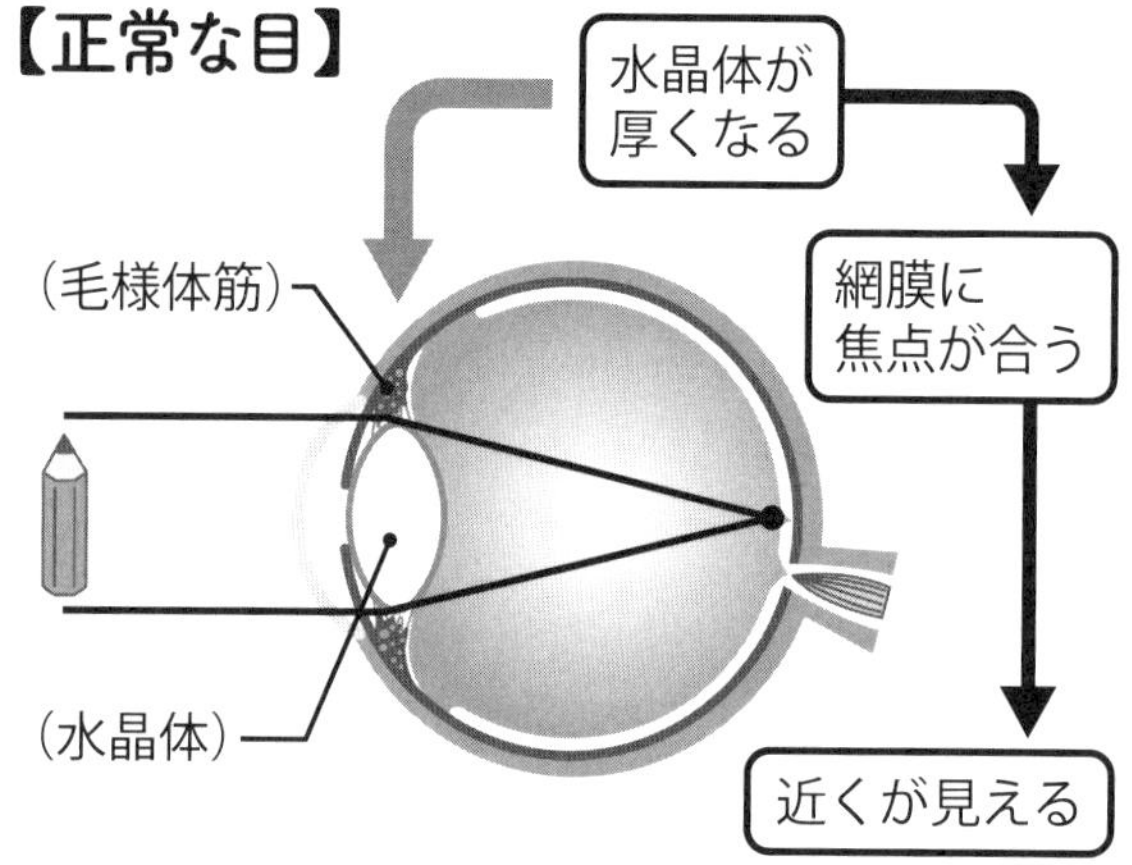

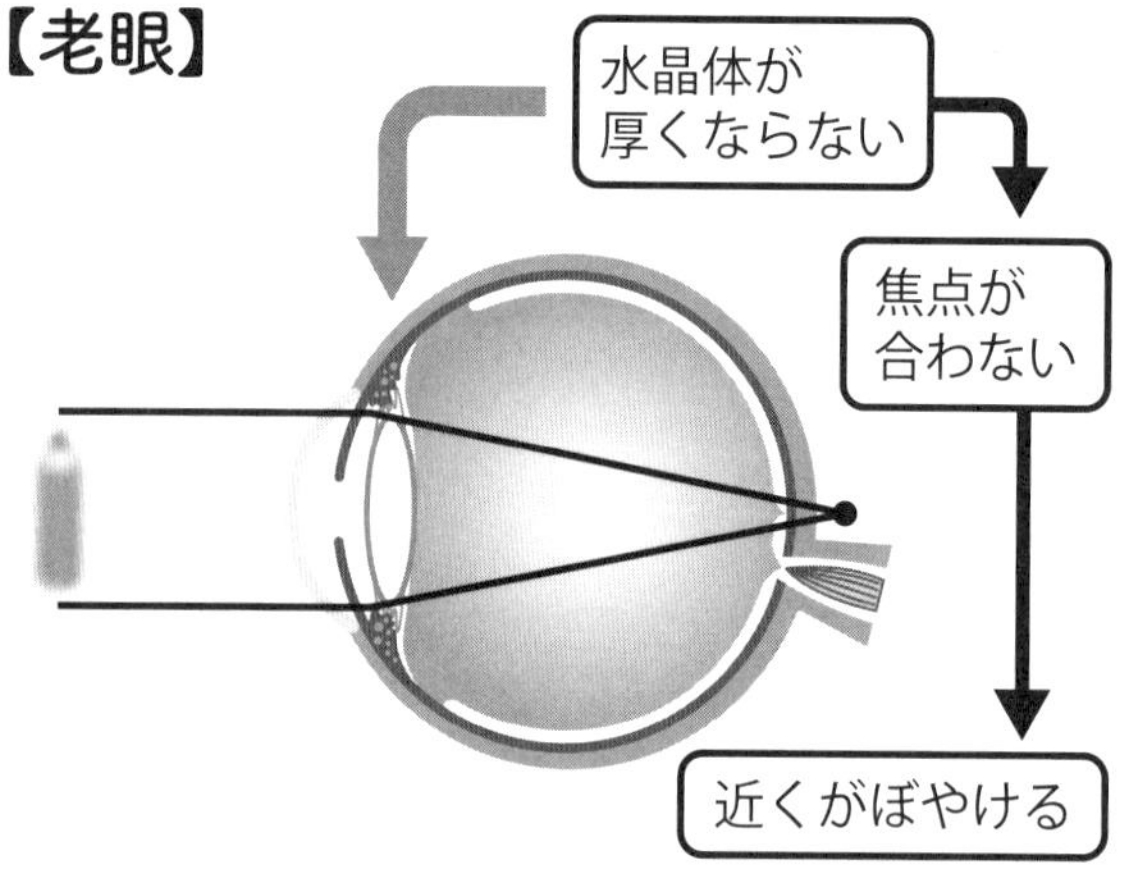

近視　現代人は近視にならざるを得ない？

仮性近視と真性近視

近視は老眼とは反対に、遠くのものにピントが合いにくくなる状態を言います。

前述したように、ピントを合わせるのは水晶体ですが、近くを見るときは毛様体筋を緊張させて厚くし、遠くを見るときは毛様体筋を緩めて薄くします。

ところが近くばかりを見る生活を続けていると、毛様体筋の過度な緊張が持続し、緩めることができなくなってしまいます。するとと遠くを見ようとしても、近くにピントが合ったままになってしまうのです。

この状態は仮性近視《かせいきんし》と呼ばれます。

また、仮性近視が進行し、眼球が奥に伸びたまま固定された状態になると、毛様体筋を緩めても、網膜の手前にピントを合わせた像を結ぶようになります。
これを真性近視《しんせいきんし》といいますが、一般的にみなさんが近視と呼ぶものです。

近視の進行は防げる

仮性近視は毛様体筋の緊張を解けば治すことができますが、真性近視になると完全に治すことはできません。

ただ、真性近視に移行しても、常日頃、毛様体筋の緊張を意識してほぐすようにすれば、メガネの度が進むのを防ぐことはできます。

例えば、パソコン作業や読書などは休憩を挟んで行い、たまに遠くの景色を眺めたりするのがよいでしょう。

しかし、現代の生活において、遠くを見る必要はほとんどありません。

そのため、私たちは近視にならざるを得ない環境に置かれているといえるかもしれません。

近視の症状とメカニズム

【正常な目】

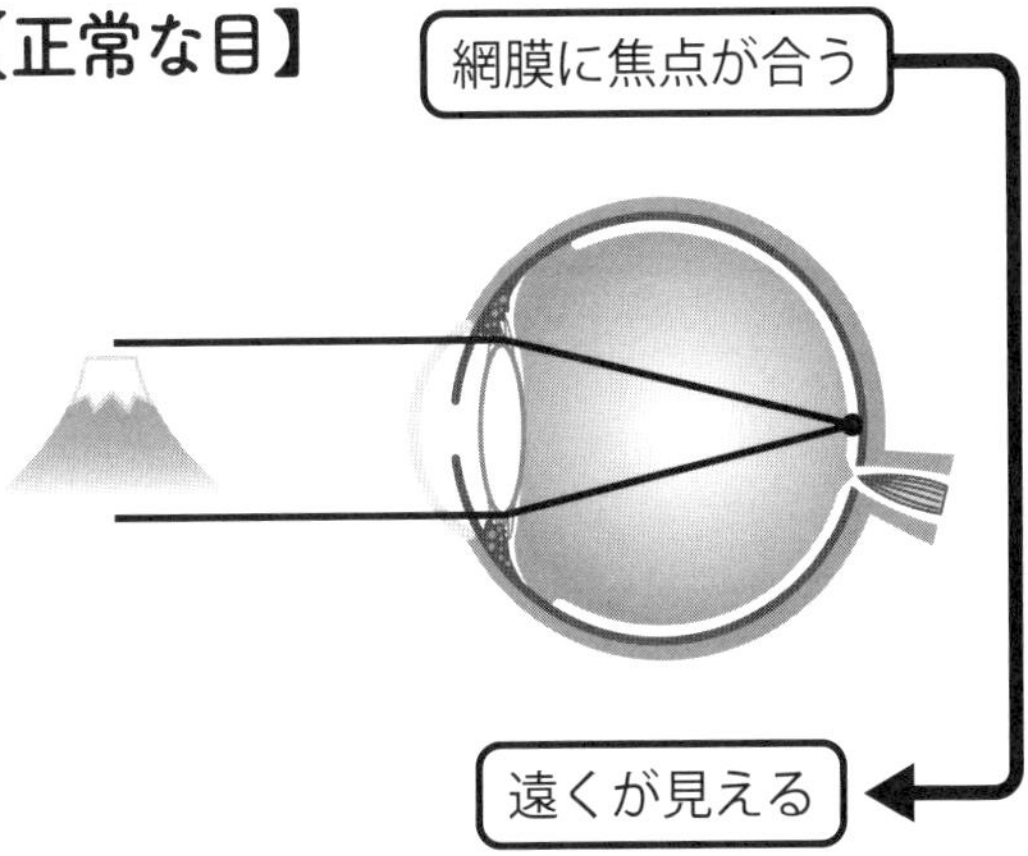

【近視】

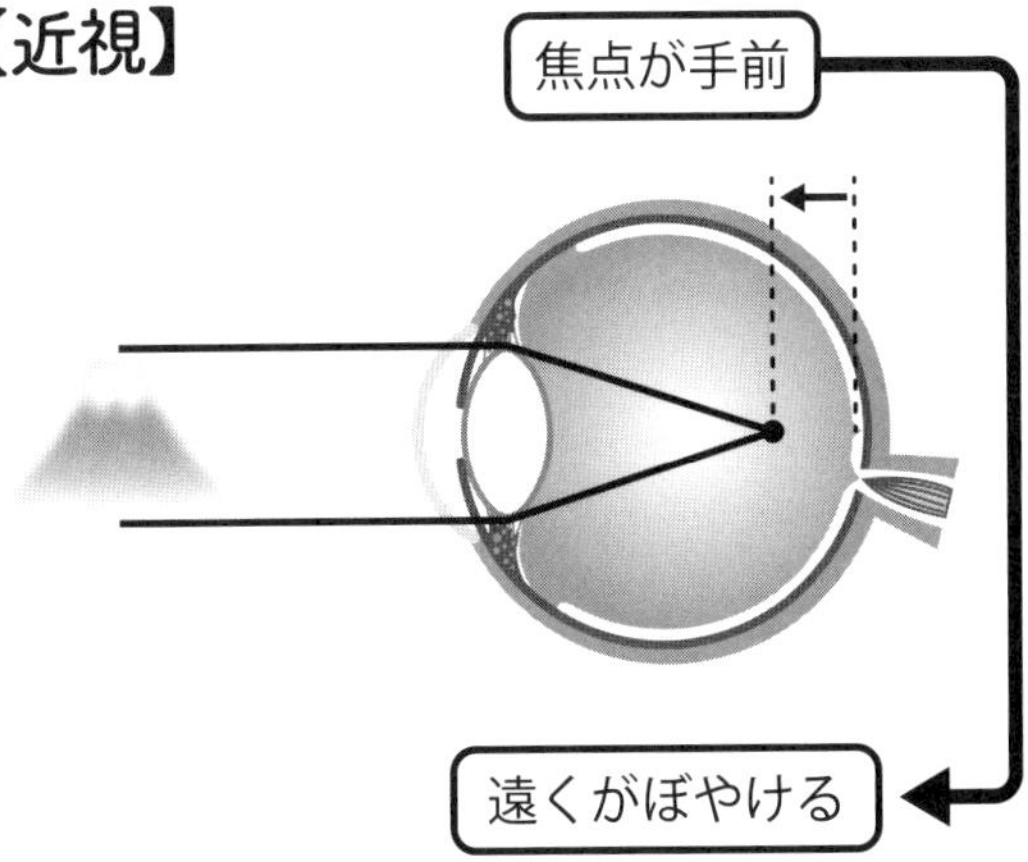

緑内障　視神経が傷ついて視野が欠ける

余分な房水がたまるのが原因

緑内障《りょくないしょう》は視神経が障害されて視野が欠ける病気で、日本人の中途失明の1位。その原因の1つと考えられているのが眼圧《がんあつ》の上昇です。

目の中には、血液のかわりに房水《ぼうすい》（目の組織に酸素や栄養を与えたり、目の中のいらなくなった物質を運ぶ液体）が流れています。

目の形は房水の圧力によって保たれていますが、これを眼圧と言うのです。房水の流れが悪くなり、眼圧が上昇すると、視神経の束である視神経乳頭《にゅうとう》が圧迫されます。

その状態が続くと、やがて視神経が障害され、脳に視覚情報を正しく伝えることができなくなり、視野が欠けてしまうのです。

ところが、正常眼圧緑内障といって、眼圧が正常範囲（10～20㎜Hg）であるにもかかわらず、視神経が障害される人がいます。

日本人の緑内障患者の約7割が正常眼圧緑内障であることがわかっています

が、これは視神経が生まれつき弱い場合や、人によって正常眼圧が異なる可能性があると推測されています。

ですから、正常眼圧緑内障の場合も、眼圧を下げることがまず優先されます。

緑内障になりやすい人の特徴

私の治療経験から言うと、緑内障になった人の生活習慣には特徴があります。夜ふかし、睡眠不足、運動不足、過労、ストレス、甘い物が好きなどです。

また、緑内障の原因として、血流の悪さが根本にあると思われますが、緑内障の患者さんには肩コリで悩む人が多いという事実からもうなずけるでしょう。

このほか、緑内障の人は慢性的な便秘があることも特徴です。

一見、遠回りのように感じるかもしれませんが、緑内障を予防・改善する一番の策は、十分な睡眠や運動、体によい食事など、正しい生活習慣を行うことなのです。

緑内障は視神経が障害されることで起こる

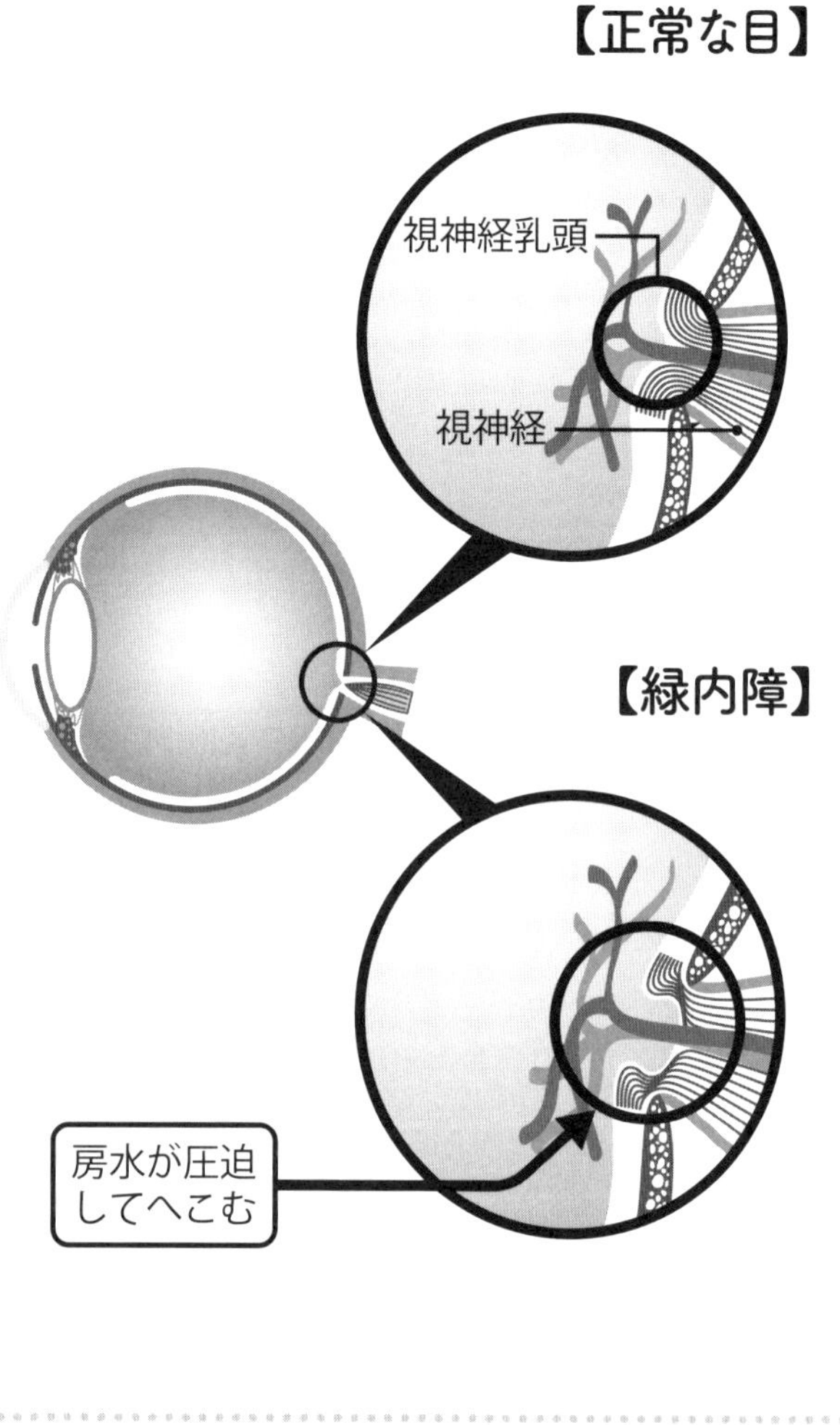

白内障　水晶体の濁りは酸化が原因

白内障には3つのタイプがある

白内障は水晶体が白く濁ってしまう病気です。濁る部分によって、3つのタイプがあります。

1つ目は、もっとも患者数が多い水晶体の外側（皮質）から濁るタイプ。光が乱反射して、まぶしく感じられるようになります。

2つ目は水晶体の真ん中（核）から濁り始めるタイプで、水晶体が厚くなるため近視の状態が強くなるのです。このため、老眼が治ったと思う人もいます。

3つ目は水晶体の後ろ（後嚢下《こうのうか》）のみが濁るタイプで、視力低下がもっとも著しいのが特徴です。糖尿病の人やステロイド剤を使っている人に多く見られます。

活性酸素の除去が予防になる

水晶体の外側から濁るタイプと真ん中から濁るタイプは、活性酸素の影響が強いと考えられています。

活性酸素とは、体内で作られる酸化物質で、体をさびつかせる元。過剰に作られると、水晶体のタンパク質が酸化され、濁ってしまうのです。

活性酸素は、過労やストレス、喫煙などが原因で大量に発生します。つまり白内障もまた生活習慣で発症リスクが高まるのです。

体内の活性酸素を消去するには、抗酸化物質と呼ばれるリコピンやルテインが効果的といわれています。リコピンはトマト、ルテインはホウレンソウなどに多く含まれています。

また、紫外線も活性酸素を増やすので、UVカット付きコンタクトやメガネを掛けると白内障の予防になります。

水晶体が濁って見えにくくなる

【正常な目】

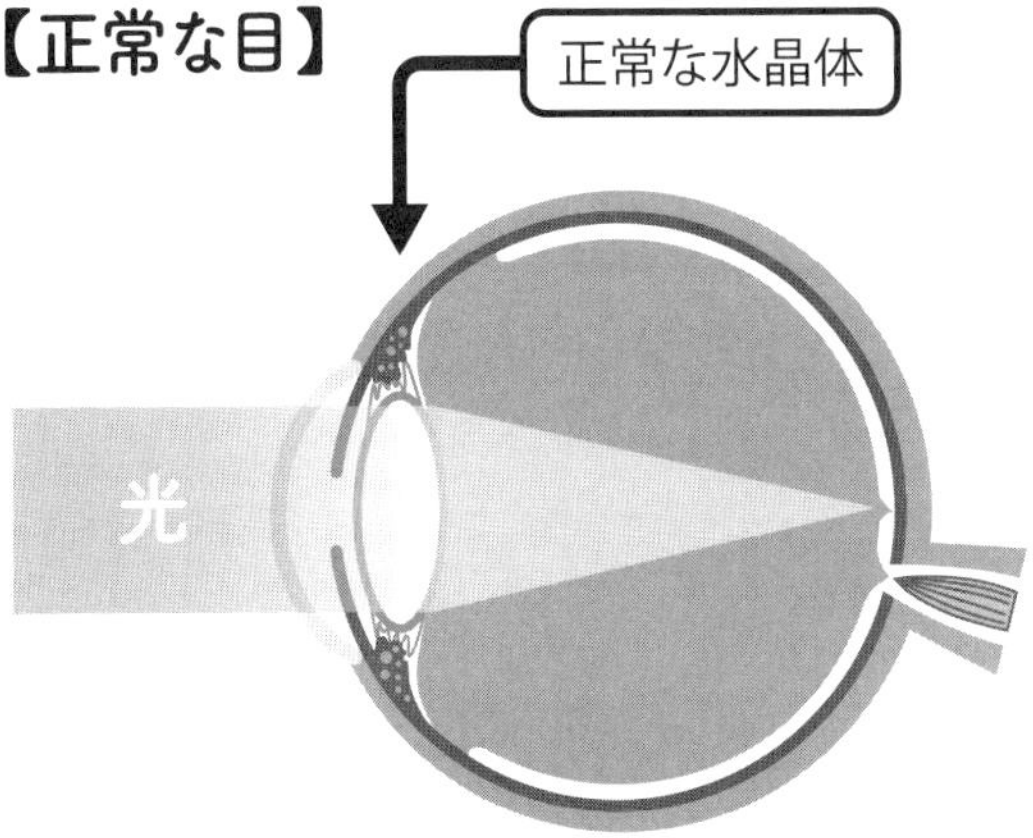

【白内障】

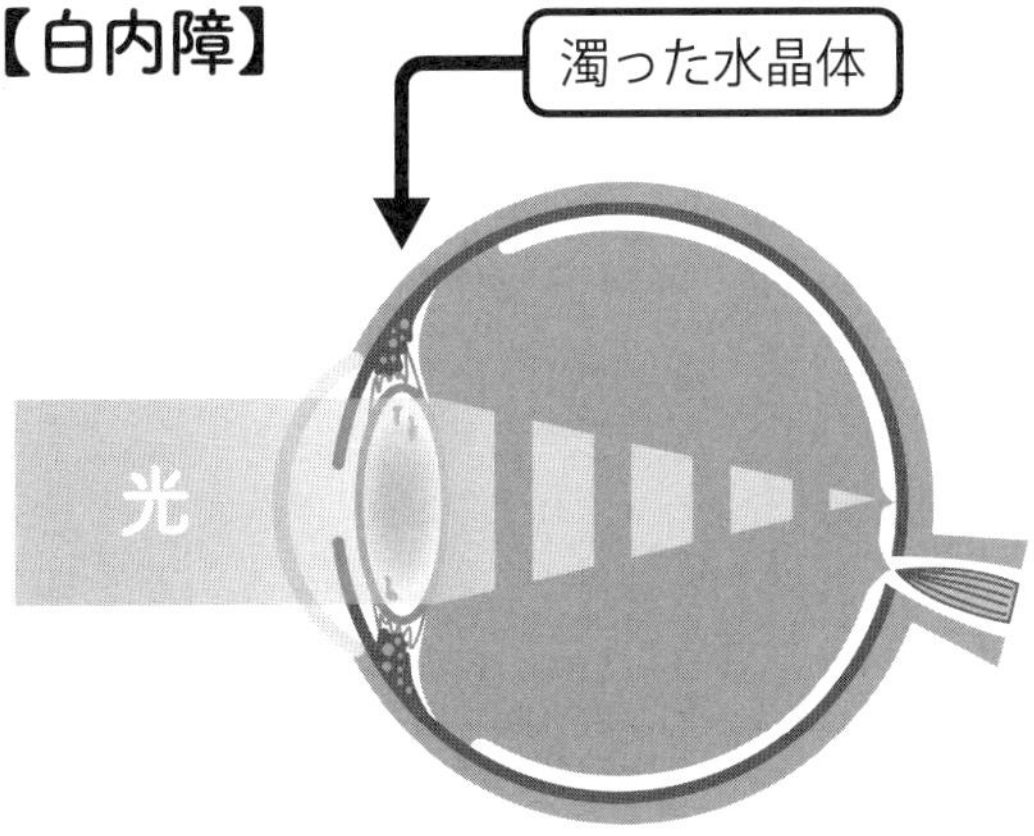

黄斑変性　物がゆがんで見えたり、視力が低下

新生血管が悪さをする

黄斑変性《おうはんへんせい》（加齢黄斑変性）とは、加齢とともに網膜のほぼ中心にある黄斑部が障害される病気です。

網膜は、入ってきた光の刺激から、形、色を認識し、脳へ電気信号を送る作業をしています。

そして、その中央、光を感じる細胞や毛細血管が多く集まっている部分が黄斑です。

ここには光が集中するので、最もダメージを受ける部分でもあり、加齢とともに回復力が落ちると修復作業が間に合わなくなります。

それでもなんとか栄養を届けようと、新生血管という、もろい血管が生み出されるのですが、これが問題。

もろいが故に、すぐに血管が破れて出血してしまい、視野の中心部が暗くなる、ゆがむ、ぼやける、色がわからなくなるといった症状が出てくるのです。

欧米型の食事を取る人に多い

また、食の欧米化も大いに関係があると考えられています。

肉や脂っこいものが多い欧米型の食事は、体内で活性酸素を多量に発生させます。

また、動物性食品や砂糖、脂質の取り過ぎは、目の血液循環や水分代謝を悪くする最大の原因。

黄斑部は新陳代謝が活発なので、血管の老化の影響をとても受けやすいのです。

このほか、最近では液晶テレビやパソコン、スマホなどから発せられるブルーライトにさらされることも、原因の1つとして挙げられています。

黄斑部がダメージを受け視力の低下を引き起こす

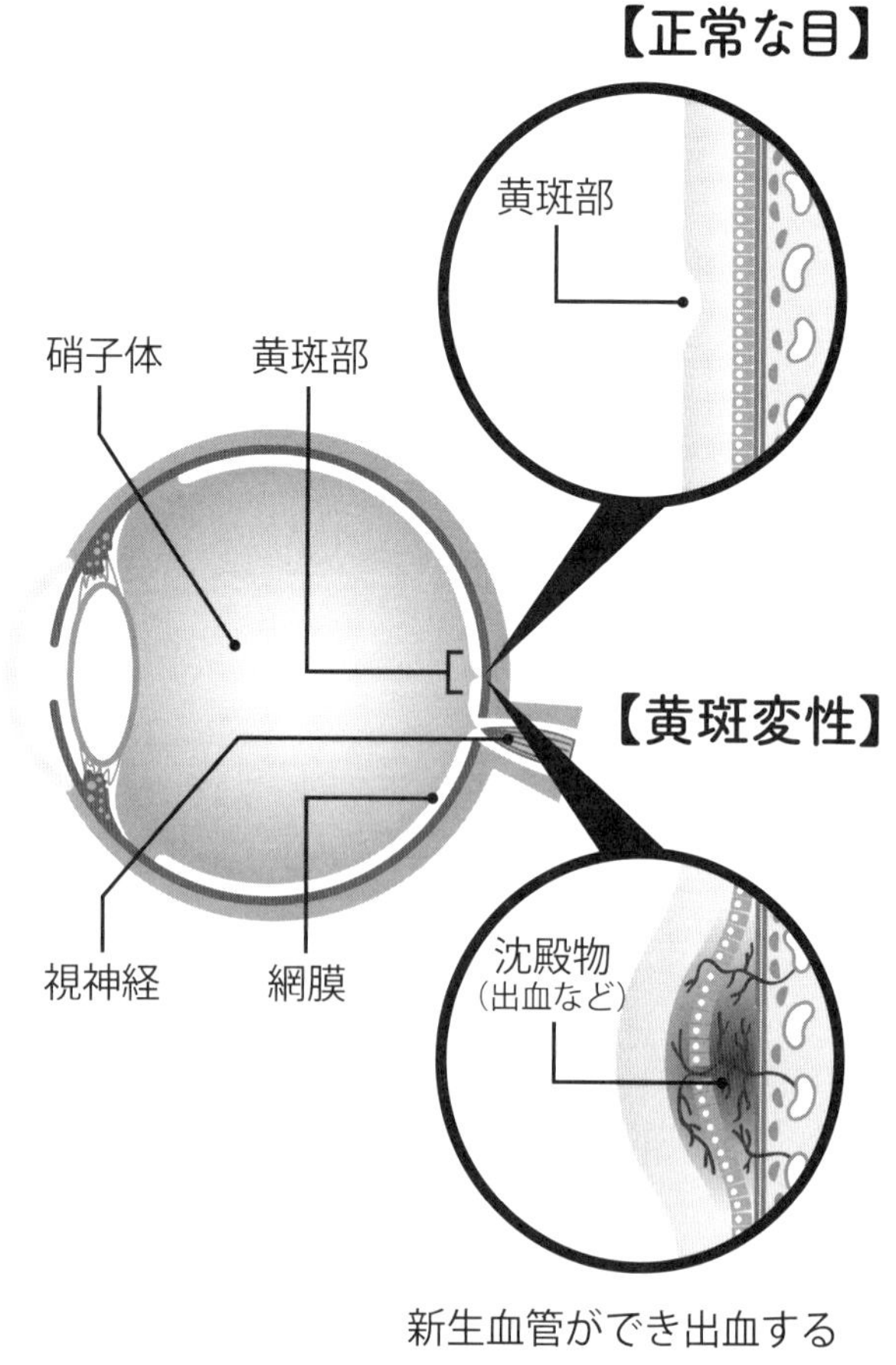

眼精疲労・ドライアイ　現代人に急増する目の不快症状

寝不足が続くとなりやすい

眼精疲労《がんせいひろう》になると、目の奥が痛い、ショボショボする、かすんで見えにくくなる、といった症状が出ます。

重症化すると、肩コリや頭痛、吐き気を催すこともあり、見逃すことはできません。

特に、寝不足は眼精疲労の大きな要因なので、睡眠を十分取り、とにかく目を使わない時間を作ること、脳を休ませることが大切です。

目と脳は密接につながった器官なので、脳の疲れを取ることは目の回復に直結します。

また、眼精疲労の症状が出ているときは、水晶体の厚さを調節している毛様体筋が疲れ切っている状態です。しばらく目を閉じたり、遠くを見るなどして毛様体筋を休ませるようにしましょう。

涙は三層でできている

ドライアイは、目の表面が乾いた状態を言います。

目の表面は、常に涙の薄い膜で覆われていて、目に酸素や栄養を供給したり、目に付着した細菌や汚れを洗い流す働きがあります。

この涙の膜がなくなると、細菌が入りやすくなって目が痛くなったり、充血したりするのです。

涙は、三層構造になっており、角膜に近いほうから、ムチン層、涙液層（水層）、油層に分かれています。

ムチン層は涙を目の表面に留める役割があり、油層は涙の蒸発を防いでくれます。

ですから、油層が不足すると、せっかく出た涙がすぐに乾いてしまい、ドライアイになるのです。

涙の三層構造が崩れるとドライアイに

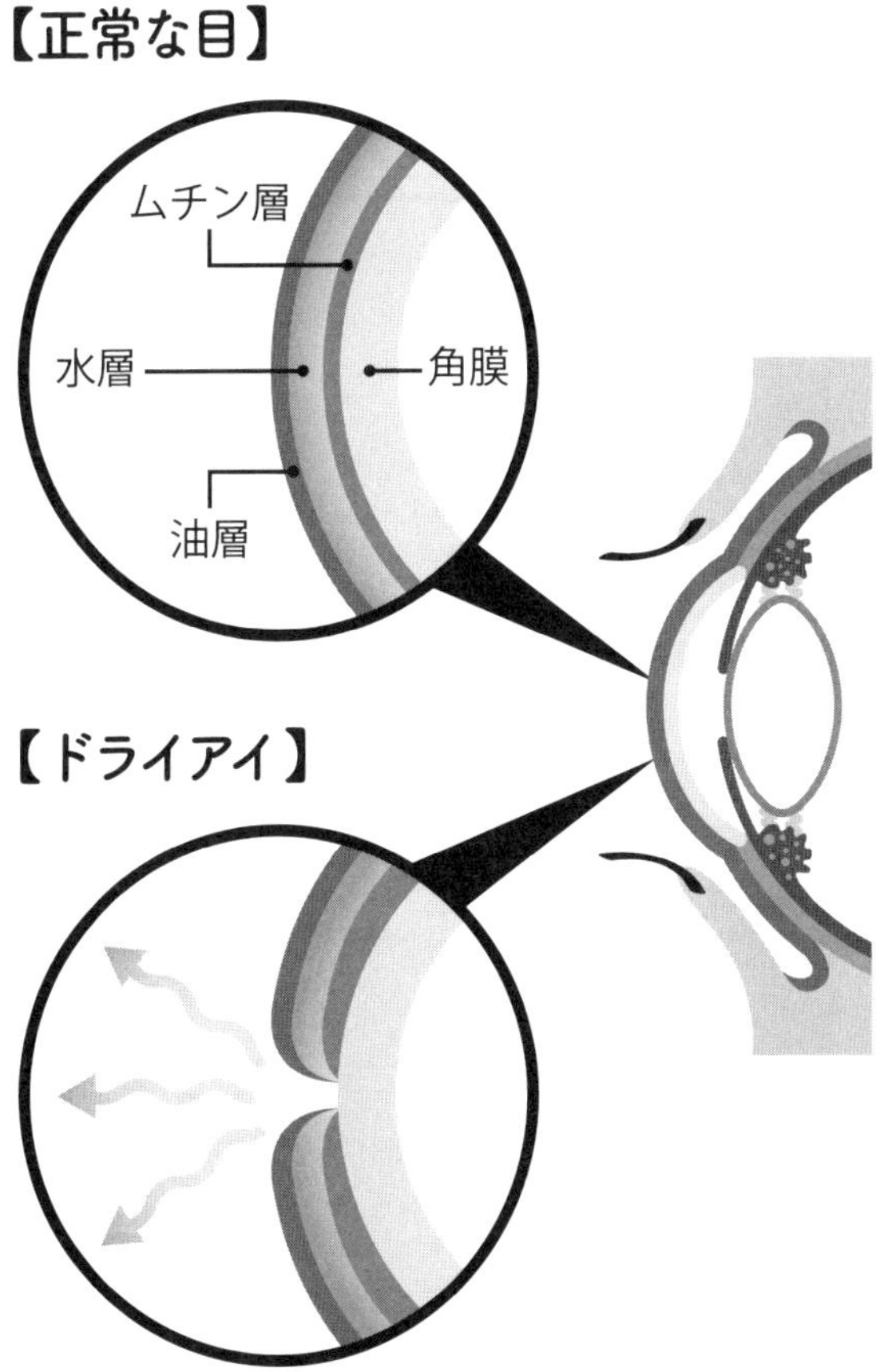

その他目のトラブル

糖尿病網膜症、眼底出血

糖尿病で起こる目の病気

糖尿病網膜症《とうにょうびょうもうまくしょう》は、糖尿病の合併症の1つ。初期症状は、小さな虫が飛んでいるように見える飛蚊症《ひぶんしょう》から始まり、進行すると、最悪失明に至ることもある病気です。

糖尿病になると、まず初めに障害が現れるのは、網膜などの細い血管です。網膜の細い血管が少しずつ障害を受け、変形したり、詰まったりします。詰まると網膜に酸素が行き届かなくなり、網膜が酸欠状態になるのです。そのため、新生血管を作って酸素不足を補おうとしますが、もろい新生血管は破れやすく、すぐ出血します。

出血すると、網膜にかさぶたのような膜ができ、これが原因で網膜剥離《もうまくはくり》（網膜が剥がれて浮き上がる）になることもあります。

眼底出血を起こす病気

眼底出血とは、その名のとおり、眼底（瞳から入った光が突き当たる眼球の奥の部分）が出血することです。

初期症状は飛蚊症などから始まり、進行すると目が徐々に見えづらくなってきます。

たまに、目のひどい充血を見て「眼底出血」と慌てる人もいますが、眼底は鏡で自分の目を見ても、確認することはもちろんできません。

眼底には、動脈と静脈があり、動脈を通っている血液は網膜に栄養を送ります。そして、その血液が静脈に戻ってくるのです。

その際、何らかの原因で血液が詰まると、網膜に血液があふれ出てきてしまいます。

これが眼底出血です。

その主な原因となるのが、糖尿病網膜症、黄斑変性、高血圧、動脈硬化。

血液がドロドロだと血管内に血栓ができやすく、眼底出血のリスクが高まります。

対応が遅れると、著しく視力を低下させ、失明の恐れもあるので注意が必要です。

第2章

血流改善が大事、皮膚刺激の効用

鍼メディカルうちだ　**内田輝和**

東洋医学で老眼、近視、目の病気が治る

近視の治療から始まった

私の鍼灸治療院に来るのは、主に肩コリ、五十肩、ひざ痛、腰痛、坐骨神経痛といった痛みを訴える患者さんです。

もちろん、めまいやむくみ、アレルギー性疾患など、鍼で治せる症状は幅広いのですが、今から20年ほど前までは、目の症状で来る患者さんは皆無でした。患者さんにしてみても、目の症状が鍼でよくなるとは思っていなかったのでしょう。

私が目の治療を始めたのは、20年ほど前に客室乗務員を目指している女性が来院したことがきっかけです。

客室乗務員の試験には視力検査があり、その女性は条件を満たしていないということでした。

なんとか視力を上げてほしいというので、目に関するツボに鍼を打ったり、自宅で行う顔さすりをしっかり行ってもらうことで、その女性の視力は回復し、見事試験に受かることができたのです。

その話が口コミで広がり、「視力を上げたい」「目の病気を治したい」という患者さんが徐々に増えてきました。

スポーツ選手を目指す人、老眼や緑内障の進行を止めたい高齢者のほか、仮性近視を治してほしいと、母親が小学生の子供を連れて来ることもありました。

私の治療院はもともと関節痛治療をメインとしていましたが、今となっては、目の治療を目的として来る人がかなり増えています。

色弱が改善した

色弱で来た患者さんもいました。色弱とは、色覚異常の1つで、色の判別がしづらいことをいいます。

光の3原色は、赤、緑、青ですが、色を感じる細胞も、3つあります。

その1つに異常があると、赤が見えづらかったり、青が見えづらかったりするのです。西洋医学では、色弱は治らないと言われていますが、私の経験では、ある程度改善できることがわかりました。

鍼治療は、漢方薬などと同じように東洋医学の治療法の1つです。

東洋医学で大事なのは、経験の積み重ね。

例えば、鍼はツボに打ちますが、このツボというのも、2000年以上も前に、古代の臨床家たちが経験によって発見したものです。

同じことは現代の治療にも言えること。

ある症状に対する治療を繰り返すことによって、「この症状なら、どの場所を刺激するのがもっとも効果的か」といったことが、わかってきます。

それにつれて、以前よりも確実に、また早く治すことができるようになるのです。

血流改善の万能さすり点を見つけた

緑内障の患者さんの眼圧が下がった

あるとき、緑内障に悩む60代の女性が来ました。眼科で治療を受けても治らなかった緑内障を鍼で治してほしいというのです。

緑内障は、眼圧が上がることによって視神経が傷つき、視野が欠けていく病気です。この方は、眼圧を下げる目薬を使い続けても、十分に眼圧が下がらなかったと言います。

そもそも眼圧を下げるには、眼球に余分にたまった房水の水はけをよくする必要があります。

ですから治療では、体の余分な水分を代謝する腎に対応した鍼治療を中心に行いました。

すると、数回目の治療の際に、「今までどんなことを試しても下がらなかった眼圧がようやく下がった」と喜びの報告を聞くことができたのです。

目の疾患を治す「脳点」の発見

古来から伝えられている治療点は、一般的にツボと呼ばれています。

全身には特定の症状に効果を発揮するツボが点在しています。

鍼灸師はそのツボを捉えて鍼を打ったり、お灸をすえたりします。

ツボがどういうものかは、後で詳しくお話ししますが、ここでは混乱しないように、治療点という言葉を使うことにします。

治療点には、昔から経験的に知られている点のほかに、新しく発見されたものがあります。

目の病気や症状の治療点も、私が新たに発見したものです。

この治療点を私は「脳点《のうてん》」と命名しました。

脳点は、後頭部を横に走る頭蓋骨のへりの下にあります。

詳しくは、第3章で紹介しますが、首を前後に傾けると骨が動くのでわかりやすいです。

さすったときに、指が固い骨に当たる人は問題ありませんが、中には後頭部の皮膚が、シワがよったようにボコボコしていると感じる人がいるかもしれません。

後頭部にデコボコがある人がいる

私は、長年の鍼治療の経験から、目の不調がある人に共通しているのは、後頭部にボコボコした、しこりがあるということがわかりました。

このしこりができるのは、後頭部の皮膚の血流が滞っているためです。

さらに後頭部には、脳と関わりのある治療点がいくつかあります。つまり後頭部の皮膚の血流が悪くなってボコボコができている人は、脳の血流も滞っている可能性が高いのです。

ツボより簡単な皮膚刺激

目は脳の出先器官

後頭部には脳の血流をよくする治療点だけでなく、目の血流をよくする治療点もあります。

といっても、脳と目の治療点は独立しているわけではありません。

そもそも、目は脳の出先器官であり、視神経は脳の一部と考えられているのです。

ということは、脳の血流をよくする治療点の中には、目の血流改善にすぐれた治療点が存在するはずです。

そこで、後頭部にボコボコしたしこりがある人の後頭部をほぐして、血流をよくすると目の不調が改善することがわかりました。

このボコボコした場所こそが、脳点だったのです。

目をよくする治療点でありながら、脳点と名付けたのは、こうした理由から。関節などの痛みは、血流をよくすることで改善できますが、目も同じです。目のピントを調節する筋肉の血流が悪ければ硬くなって、動きが悪くなります。

また網膜には毛細血管が張り巡らされて、ここの血流が悪くなることで起こる目の病気もたくさんあります。

つまり近視や老眼を含め、あらゆる目の症状の改善に共通して重要なのは、血流をよくすること。

そこで活躍するのが脳点なのです。

自分でもできる脳点さすり

私は関節痛の患者さんには、自宅でできる筋トレを行うよう指導しています。鍼治療は即効性と、ある程度の持続性はあるのですが、そんなに頻繁に治療院に来られるわけではありません。

そのため、簡単な筋トレで関節痛の人にありがちな筋肉量の不足を防ぐのです。

実は目のセルフケアでも筋肉トレーニングは大事で、第3章でも目の周辺の筋肉を鍛える方法を紹介していますが、目の場合、まずやってほしいのが脳点の刺激です。

もちろん、自分で鍼を打つことはできませんから、指先で刺激することになります。

しかし、脳点を正確に捉えて刺激するのは、素人には難しいことです。

そこで、誰でもできるやり方として指導しているのが、脳点の辺りを中心に広く皮膚をさする脳点さすりです（84～85ページ参照）。

これなら誰でも、自宅で行うことができます。

実際、私の患者さんにも、毎日自宅で脳点さすりを行うように指導して効果を上げています。

皮膚をさすることのすごい効果

皮膚さすりは、治療点の指圧より効果が少ないように思われるかもしれませんが、決してそうではありません。

実は、皮膚をさする、ということに大きな効果があるのです。

皮膚は３つの層に分かれていて、外側から表皮、真皮、皮下組織と呼ばれています。

目に見えるのが表皮で、その下の真皮には毛細血管が張り巡らされています。

肌をきれいにしようと、いくら高価な化粧品を塗っても、真皮の毛細血管の血流が悪くては、根本的な解決にはなりません。

ではどうすれば、真皮の血流をよくすることができるかというと、それは皮膚をさすって、真皮に刺激を与えることなのです。

脳点さすりをはじめ、第３章で紹介する顔の皮膚さすりは、治療点の刺激と同時に、真皮の血流改善を促すので、大きな効果が期待できるのです。

皮膚をさすると免疫力もアップ

ヒトは皮膚からつくられた

皮膚は動物の器官の1つですが、器官といわれても、目や耳などと比べると広過ぎて、なかなかピンとこないのではないでしょうか。

しかし皮膚は、体の内側を守るとても大事な器官です。

そもそも、発生学的にいうと、母親の胎内で1番先にできる器官が皮膚なのです。

卵子が受精すると、細胞分裂を繰り返し、まず皮膚の形ができあがります。皮膚は外部と内部を分ける膜であり、また骨や内臓を入れる器でもあります。

器ができると、次にできるのが脳と脊髄。それから脳や脊髄を守るように骨ができてきて、皮膚が張りつくようにして、人間の形になっていくのです。

母親と胎児を分け隔てるのは皮膚

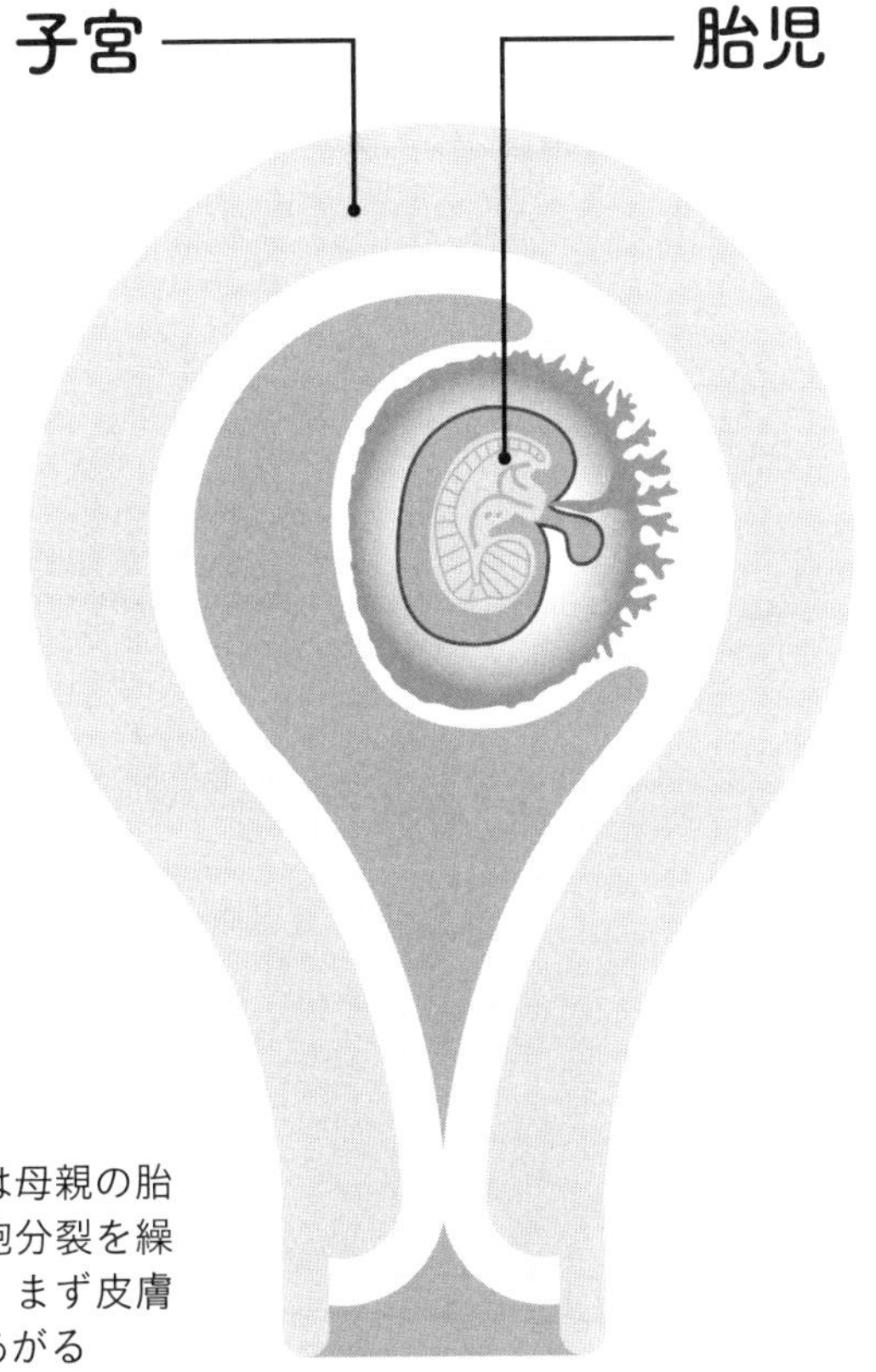

受精卵は母親の胎内で細胞分裂を繰り返し、まず皮膚ができあがる

皮膚は脳とつながった器官

目や耳や鼻は感覚器官と呼ばれ、そこで受けた視覚や聴覚、嗅覚の刺激を脳に伝えます。

そして、皮膚もまた感覚器官の1つ。足を踏まれたとき、即座に「痛い」と感じたり、猫を抱いたときに「柔らかい」「温かい」と感じるのも、皮膚が脳とつながった器官だからです。

ただし、皮膚から出血したときなど、脳が「痛い」と感じ傷を修復する指令を出すのでは遅過ぎます。

そのときは、反射という反応によって、傷を即座に修復しようとします。出血したときは、血を固める成分が集まってきますし、傷口から毒物が入ってこないように、白血球が集まっきてて、傷を塞ごうとします。

たとえ化膿して膿んだとしても、膿は表皮にとどまり、体の内側が毒物に冒されないようにするのです。

皮膚さすりで自律神経が安定

皮膚をさすると、気持ちがよいですね。

これは自律神経がリラックスをもたらす副交感神経に切り替わるためです。

副交感神経が優位になると血流がよくなり、免疫力をアップするリンパ球が増えるといわれています。

逆に、皮膚をたたくなどして痛みを感じると、緊張やストレスを感じるときに優位になる交感神経に傾くため、血流が悪化します。

ですから、皮膚をさするときは、マッサージをするように気持ちがいいと感じる強さで優しく丁寧に扱うとよいのです。


また、皮膚は気持ちに左右されやすい器官なので、好きな人に触られるとリラックスできて副交感神経が優位になりますが、嫌いな人では逆に交感神経を優位にさせることになります。

皮膚にも感情があるようでおもしろいですね。

顔には陽の気が巡っている

南極でも顔は凍傷にならない

真冬の寒い日は、肌の露出をできるだけ少なくしようとします。首にはマフラー、手は手袋をして、寒さから体を守ります。

ところが、体の中で唯一、真冬に肌を露出したままでも平気な場所があります。そう、顔です。

南極観測隊の人たちの写真や映像を見ても、みなさん顔を出して作業しています。気温がマイナス40℃以下になる南極ですが、こんな環境で手袋なしで過ごしたら、たちまち手が凍傷になってしまうでしょう。

しかし、顔は凍傷にならないのです。

どうして顔の皮膚はこれほど寒さに強いのでしょう。

その1つとして考えられるのは、顔には「陽《よう》の通り道」が巡っていることです。

いきなり「陽の通り道」といわれても、何のことかわかりませんね。ここからは、東洋医学の知識が必要になりますが、わかりやすく説明しますからご安心ください。

東洋医学は万物を陰と陽に分ける

解剖学に基づいた西洋医学とは違った独特の考え方に基づいているのが東洋医学です。

その1つに「陰陽《いんよう》」があります。

東洋医学では森羅万象のすべてが陰陽のバランスで成り立っていると考えられています。

例えば、私たちが食べる野菜にも陰陽があります。

キユウリやナス、トマトなど太陽の光を浴びて育つ野菜は主に陰、ダイコンやニンジン、ナガイモなど土の中で育つ野菜は主に陽です。

そして、陰の野菜は体を冷し、陽の野菜は体を温めます。

夏の暑いときにナスやトマトを食べると体にこもった熱を下げてくれますし、逆に寒いときはダイコンやニンジンが体を温めてくれます。

体の中を巡る陰と陽の経絡

人間の体の中にも陰と陽があります。

これも東洋医学の考え方の1つですが、人体には「経絡」と呼ばれる「気《き》」の通り道が張り巡らされています。

この経路が陰と陽に分かれているのです。

気というのは、生命エネルギーで、それが全身に通じる経絡の中を循環しているとイメージするとわかりやすいでしょう。

経絡は目で見ることはできませんが、東洋医学では経絡の流れを調整することで、病気が治ることが経験的にわかっています。

目で見えないからといって、経絡の存在を否定することはできません。

全身には12の経絡がありますが、大ざっぱに言うと、体の下のほうは陰経で上半身は陽経、体の表側が陰経で裏側が陽経となっています。

ところが、体の表側であるにもかかわらず、顔だけは陽経なのです。おそらく感覚器官が集中している顔は、防寒具などで覆うことができないので、陽経が通っているのではないかと思われます。

動物にも陰陽、経絡が存在しますが、人間に近いチンパンジーも、全身は毛で覆われているのに、顔には毛がありません。

顔に毛が生えていたら、ものを見ることができないので、人類の祖先は顔に陽経を通して、厳寒の環境でも凍傷にならないシステムをつくり上げたのでしょう。

気が巡れば血流もよくなる

気血水とは何か？

陰と陽、気と経絡について、お話ししましたが、東洋医学の考え方をあと1つだけ、覚えましょう。
それが「気《き》・血《けつ》・水《すい》」です。

生命エネルギーである気は、経絡の中を巡っています。
血は血液のことで、血管の中を巡ります。
水は血液以外の体液を表し、リンパ管などを通って、全身を巡っています。
気・血・水はお互いにバランスを取りながら、密接に関わり合っているのです。
そして東洋医学では、気・血・水のバランスが悪くなると病気になると考えます。

ツボで病気が治るのはなぜ？

この気・血・水のバランスを整えるには、経絡上に点在するツボの刺激が有効です。

これまで治療点という言葉で説明しましたが、治療点とはまさにツボのことです。

ツボを鍼や灸、指圧などで刺激することで、滞った気の流れが調整され、それと連動して、血や水もよく巡るようになります。

血の巡りがよくなるということは、現代医学的に言うなら、血流がよくなること。

目の病気や症状も、根本的には血流の悪さからきていますから、的確なツボ刺激を行えば、改善させることができるのです。

ツボを捉えるには経験が必要

ツボは古来から受け継がれたもののほか、私が発見した脳点のように、新たに発見されているものもあります。

現在、ＷＨＯ（世界保健機関）では、ツボの数を３６１個としていますが、当然のことながら、これがすべてではありません。

さらに、ツボとさまざまな症状の関係を会得するには、何十年も経験を積む必要があります。

最近では、症状とツボの位置がわかる一般向けの本も出版されていますが、ツボの位置を正確に捉えるのは難しいでしょう。

ただ、多少ツボから外れても、それなりの効果は期待できるものです。

そこで私がすすめるのが、刺激する場所を広い面として捉える皮膚さすり。点ではなく、広い面を刺激することで、ツボも確実に刺激することができます。

さらに皮膚をさすることで、顔の血流、すなわち目の症状に関わっている血管の血流を改善する効果も期待できるのです。

脳点の刺激はなぜ目に効くのか？

脳と目はもともと1つだった

私が発見した脳点は、その名前のとおり、脳に効くツボでもあります。

ではどうして脳に効くツボが目にも効果があるのでしょうか。

それは、脳と目はもともと1つだったからです。


少し前に、受精卵がヒトの形になるとき、まず皮膚がつくられ、次に脳と脊髄がつくられるという話をしました。


脳ができあがってくると、その先に目ができます。

つまり、目はもともと脳の一部だったのです。

ここに着目し、目の病気や症状は、脳を刺激することで改善するのではないかと考えました。

脳点刺激で目がスッキリ

脳を刺激するツボの多くは後頭部にあります。

そこで、後頭部のツボや新たに見つけた脳点への刺激が目によい効果をもたらすかを試してみることにしたのです。

その結果、特に効果があったのが脳点。

ここを刺激すると、「視界がスッキリした」「よく見えるようになった」「パッと明るくなった感じがする」などと感じる患者さんがたくさんいました。

さらに、緑内障で悩んでいる患者さんの脳点を継続的に刺激すると、眼圧が下がる効果が認められたのです。

眼科でも緑内障の進行を抑える治療は、まず眼圧を下げることが最優先されます。

最近は、眼圧が基準値内の正常眼圧緑内障が増えていますが、その場合も、進行を防ぐには眼圧を下げることが有効といわれています。

脳点刺激で眼圧が下がるということは、緑内障の進行予防になるわけです。

あらゆる目の症状に効く

これまでの経験で、脳点は近視や老眼、緑内障、白内障、眼精疲労、ドライアイ、などに効果があることがわかっています。

脳点刺激は、網膜の毛細血管の血流をよくするので、近年日本人に増えている黄斑変性などにも効果があります。

脳点はその名の通り「点」ですが、点を含む広い面をさすれば、誰でも刺激することができます。

後頭部には脳点以外にも、脳を刺激するツボが多いので、それらのツボを刺激することもできます。

なお第3章では症状別の皮膚さすりのやり方を紹介していますが、脳点さすりは、血流をよくするという点で、すべての病気や症状に有効なので、まず最初にこれを行うことをおすすめします。

顔さすりで目の不調がよくなる

目の症状別顔さすり

脳点さすりの次は、自分の症状に合わせた皮膚さすりを行います。

顔の皮膚をさすることからこれを「顔さすり」と名付けました。

顔さすりには、それぞれの症状に効果のあるツボが含まれています。

したがって、そのツボを含む面をさすることで、皮膚刺激による血流改善効果だけでなく、ツボ刺激の効果も得られるのです。

中には2つのツボを同時に刺激する顔さすりもあります。

例えば、近視に効果がある顔さすりは、目尻の外側にある太陽《たいよう》というツボを中心にさすります。

そしてこの近くには、中谷眼点《なかたにがんてん》と呼ばれるツボもあるのです。

視力をよくするツボ

中谷眼点は、良導絡という電気鍼を用いたツボ刺激法を確立した中谷義雄先生が見つけたツボです。

ちなみに中谷先生は、ツボのことを反応良導点と呼んでいます。ツボに鍼を打ち、電気で刺激すると反応することから名付けられたようです。

中谷先生が見つけた反応良導点の1つ、中谷眼点には視力アップの効果があります。場所は、メガネを掛けたときに、ちょうどこめかみ辺りを押さえるところです。

目尻の外側にある太陽のツボを中心に、こめかみ辺りを広くさすると、太陽と中谷眼点を同時にさすることができるのです。

一般の人が2つのツボを正確に捉えて刺激することは難しく、時間もかかります。しかし、広いゾーンを捉える顔さすりなら、1回さするだけで、複数のツボを同時に刺激することができるのです。

眼球の中には血管がない

さて、目の病気や不調のほとんどは、血流悪化が原因だということは前述しました。

血流が悪ければ、目に酸素や栄養が運ばれず、健康な状態を維持できないからです。

しかし、眼球の内腔を満たしている透明なゼリー状の組織である硝子体《しょうしたい》には、血管が通っていません。

その代わりとなるのが、房水です。

房水は体液の1つで、東洋医学の「気・血・水」で分類すると「水」に当たります。

東洋医学では体の不調を取り除くのに、気・血・水のバランスを調整することが大事だといいましたが、例えば緑内障は、水の流れが悪くなって起こる病気の代表例です。

水の流れをよくするツボ

気・血・水はお互いに関係し合っているので、まずは脳点さすりで全体のバランスをよくする必要があります。

特に水の停滞が原因となっている緑内障の改善には、水の流れをよくするツボ刺激を行うと、効果が期待できます。

そこで、緑内障の顔さすりは、眉毛の始まりのところにある攅竹《さんちく》というツボを中心にさするようにしています。

攅竹は水の流れや水はけに関わる膀胱経《ぼうこうけい》という経絡を通っているツボです。膀胱経が刺激されると、目に酸素や栄養などを運ぶ房水の流れがよくなり、また、余分な水を排出する働きが高まるので、眼圧が下がってくるのです。

このように、それぞれの顔さすりは、その病気や症状に効果的なツボを必ず含むように考えられています。

肌の若返りにも効果

顔さすりを続けると、目がよくなるのはもちろんのこと、肌のハリもよくなります。

若いときはピンク色でハリのある肌も、加齢とともにくすみがちになり、シワも目立つようになります。

しかし肌さすりを行うことで、真皮にまで刺激が届くと、毛細血管の血流が改善するので、肌に酸素と栄養が行き届き、血色がよくなります。

肌のハリも出てきてシワが薄くなり、若返りの効果が期待できるのです。

おまけの効果ですが、顔さすりは美顔作用もあります。

目のまわりの筋肉も加齢で低下

年を取ると目が小さくなるのは？

高齢になると、若かった頃パッチリしていた目がだんだん細く、小さく見えるようになります。

しかしそれは目が小さくしぼんだわけではありません。

目の周辺の筋肉が加齢とともに衰えてきた証拠です。

年を重ねるとともに、全身の筋肉は衰えてきます。特に顕著なのは、足腰の筋肉でしょう。

これらの筋肉が衰えると、長時間歩くのがつらくなってきます。

同じように、目の周辺の筋肉も加齢によって衰えます。

目をパッチリ開けられるのは、まぶたを開く筋肉の働きによるものです。

これらの筋肉が衰えてくると、まぶたを開けようとしても、しっかり開くことができず、目が小さく見えるのです。

筋力の衰えでピントが合いにくくなる

目のピントを合わせる直接的な筋肉は毛様体筋ですが、筋肉というのは連動して働いています。

目のまわりの筋肉がしっかり付いていれば、毛様体筋も動かしやすくなりますが、それらの筋肉が衰えていると、毛様体筋の負担が大きくなります。

その結果、若いときより、ピントが合わせづらくなるのです。

また、老眼は加齢で水晶体が硬くなり、近くにピントを合わせづらくなることが原因で起こりますが、多少、水晶体が硬くなってもピントを合わせるための筋肉群が強化されれば、水晶体のピント調節能力を補うことができるのです。

では、目のまわりの筋肉を強化することは可能なのでしょうか?

答えはもちろんイエス。足腰の筋肉は70才台でも80才台からでも鍛えられるといいますが、目のまわりの筋肉も同じです。

筋力強化で血流もよくなる

筋力強化の目的はもう1つあります。それは、あらゆる目の病気や症状の原因となっている血流不足を改善することです。筋肉は熱をつくりだす器官ですが、筋肉量が減ると熱を十分につくれなくなってしまいます。するると、体温が下がるので、血流が悪くなるのです。

冷え症が女性に多いのは、女性は男性より筋肉量が少ないからだといわれています。冷えを感じるのは、筋肉量の低下による血流低下が原因の1つなのです。

そこで、筋肉を付ける運動をして筋肉を増やすと、血流が改善するので、冷え症も緩和されます。

目のまわりの筋肉も同じこと。

衰えた筋力を回復させることで、血流が改善します。

眼筋トレーニングで筋力アップ

目のまわりの筋肉は、眼筋トレーニングによって鍛えられます。

そこで、顔さすりを行った後に、眼筋トレーニングを行うことをおすすめします。やり方は、目を閉じたまま、指でまぶたを上下、左右、斜めに引っ張るだけ。仕上げに、目をパッチリ見開く動作を行います。


これをやると、目が大きく見えるようになります。

初めて眼筋トレーニングをするときは、片方の目をやり終えたら、鏡を見ることをおすすめします。

眼筋トレーニングを行ったほうの目がひと回り大きくなっているのがはっきりとわかります。

3ステップで目のトラブル解消

1回の動作はたった10秒

目の病気や症状を改善するには、脳点さすり、顔さすり、眼筋トレーニングの3つを組み合わせるのがベストです。

そこで次章では、3つのステップに分けて、詳しいやり方を説明します。

3ステップといっても、それぞれの動作1回にかかる時間はたった10秒。3ステップすべてを行っても、正味1分もかかりません。

また、行う場所も選ばないので、仕事の合間に「ちょっと目が疲れたな」というときに行うのもおすすめです。

目の疲れは即効で取れる

3つのステップは、目の疲れを取る効果もあります。

顔さすりは症状別になっていますが、どれを行っても、目の疲れを癒すことができます。

しかも即効性がありますから、ぜひ試してみてください。

そして、目の疲れが取れると、目がスッキリして気持ちがよく感じられます。

だから継続できるのです。

目の病気によっては、改善に時間が必要なものもありますが、大事なことは毎日1回でもいいから継続すること。

気長に続ければ、きっとよい結果が出るはずです。3つのステップの気持ちよさを感じながら、続けるようにしてください。

第3章

3ステップで簡単！顔さすりのやり方

鍼メディカルうちだ　**内田輝和**

顔さすりの下準備

ツボではなくゾーンをさする

さあ、ここからは、いよいよ顔さすりのやり方を紹介していきます。

顔さすりのやり方の説明では、ツボの名前がいろいろ出てきますが、ツボはさする場所を知る手がかりでしかありません。


さするのはツボを含むゾーンです。

さするゾーンさえわかれば、ツボの名前を覚える必要もありません。

このあと紹介する写真を見ながらさすれば大丈夫です。


始める前は、手を清潔にしておきましょう。顔さすりは目のまわりをさするので、手が汚れていると、ものもらいなどの原因にもなります。

顔さすりの効果を高めるには、さする強さも重要です。イメージは消しゴムをこするくらいの強さで、皮膚に軽く圧をかけるようにしてさすります。

また顔さすりは、1セットが10秒なので「イチ、ニ、サン…」と頭の中で声を掛けながらリズミカルに行いましょう。1回5セットが目安です。

共通するしこりほぐしから行う

顔さすりは、第2章でお話ししたように、3つのステップに分かれています。

第1ステップでは、どの症状の人も後頭部にある脳点をさすります。目の悪い人はここの血流が滞って、しこりのように硬くなっていることが多いのです。まずは脳点の周辺をほぐすことが、目をよくする第一歩です。

第2ステップでは、顔さすりを行います。自分の症状に合わせた顔さすりを行いましょう。目の症状が複数ある場合は、それぞれの顔さすりをしてください。

最後の第3ステップは、顔さすりの効果をさらに高める目のまわりの筋肉トレーニングです。目元がパッチリ開き、視界がすぐによくなることを実感できるので、ぜひ行うようにしましょう。

第1ステップ　血流をよくする脳点さすり

脳点の探し方は、首の中心に沿って髪の生え際に人さし指を置き、そこから頭頂に向かって指3本分の所です。ちょうど頭蓋骨の際に当たるので少しくぼんでいます。

ここに人さし指と中指を当て、左右に10回（10秒）リズミカルに横さすりします。これだけで、やる前より目がスッキリし、見えやすくなったと感じられるはずです。

また、もともと緑内障の治療で見つけた脳点は、特に眼圧を下げる効果に優れています。

これは、脳点さすりによって大脳の視覚をつかさどる部分が刺激され、活性化するためです。

第2ステップの緑内障に効く顔さすりと併せて行えば、さらなる回復効果が期待できるでしょう。

10秒行う

第1ステップ

脳点さすり

すべての症状に共通する万能さすり点で、まずは血流アップ

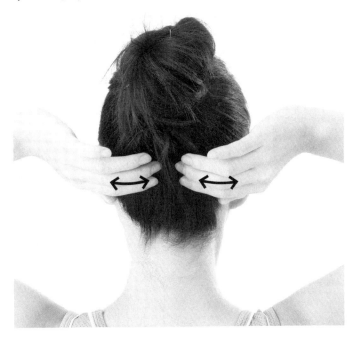

やり方　人さし指と中指で左右に10回横さすり

第2ステップ 症状別顔さすり　老眼

老眼を改善する場所は、眉毛の下辺りのゾーン。

人さし指と中指を当て、左右に10回横さすりします。

老眼になると、目を細めて見ようとするため、まぶたが垂れ下がり、視野が狭くなります。

老眼を改善するには、垂れたまぶたを引き上げた上で、近くにピントを合わせる筋肉を動かすようにするのが大切です。

いつも目を細めている人は、眉毛の下の筋肉が緊張しているので、ここをさすって硬くなった筋肉をほぐしてやりましょう。

さらに眉毛の下には、魚腰《ぎょよう》というツボがあります。

魚腰は大脳の前頭葉に作用します。

前頭葉は眼球の動きを操る場所なので、ここを刺激すると、眼球の動きがスムーズになり、近くのピント調節力が改善されるのです。

10秒行う

第2ステップ

顔さすり〈老眼〉

垂れたまぶたを引き上げ、視野を広くする効果も

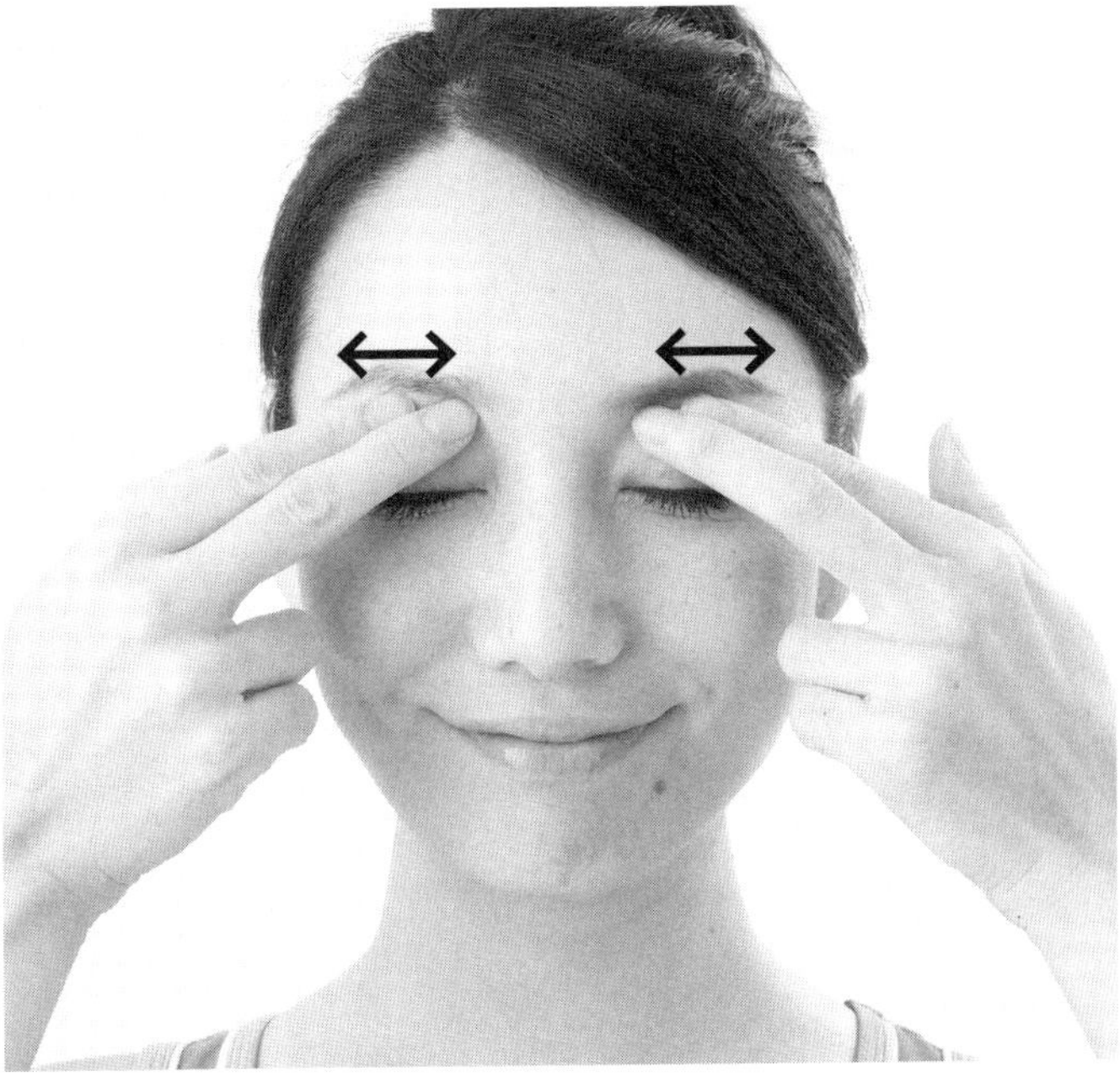

やり方　人さし指と中指で左右に10回横さすり

対応するツボ　魚腰

第2ステップ 症状別顔さすり 近視

近視を改善する場所は、こめかみの髪の生え際辺りで、メガネを掛けたときにちょうど側頭部が触れる所です。

人さし指と中指で左右に10回横さすりします。

このゾーンには近視に効果のある中谷眼点と、太陽《たいよう》というツボを含んでいます。

太陽は大脳の側頭葉を刺激します。

側頭葉は視覚や聴覚などを認識する場所なので、ここが刺激されることで、視覚に関わる目の筋肉が正しく働くようになります。

ここを毎日刺激し、筋肉の緊張を取ってやれば、視力アップやメガネの度が進むのを防げます。

10秒行う

第2ステップ

顔さすり〈近視〉

近視に効く2つのツボを含む最強ゾーン

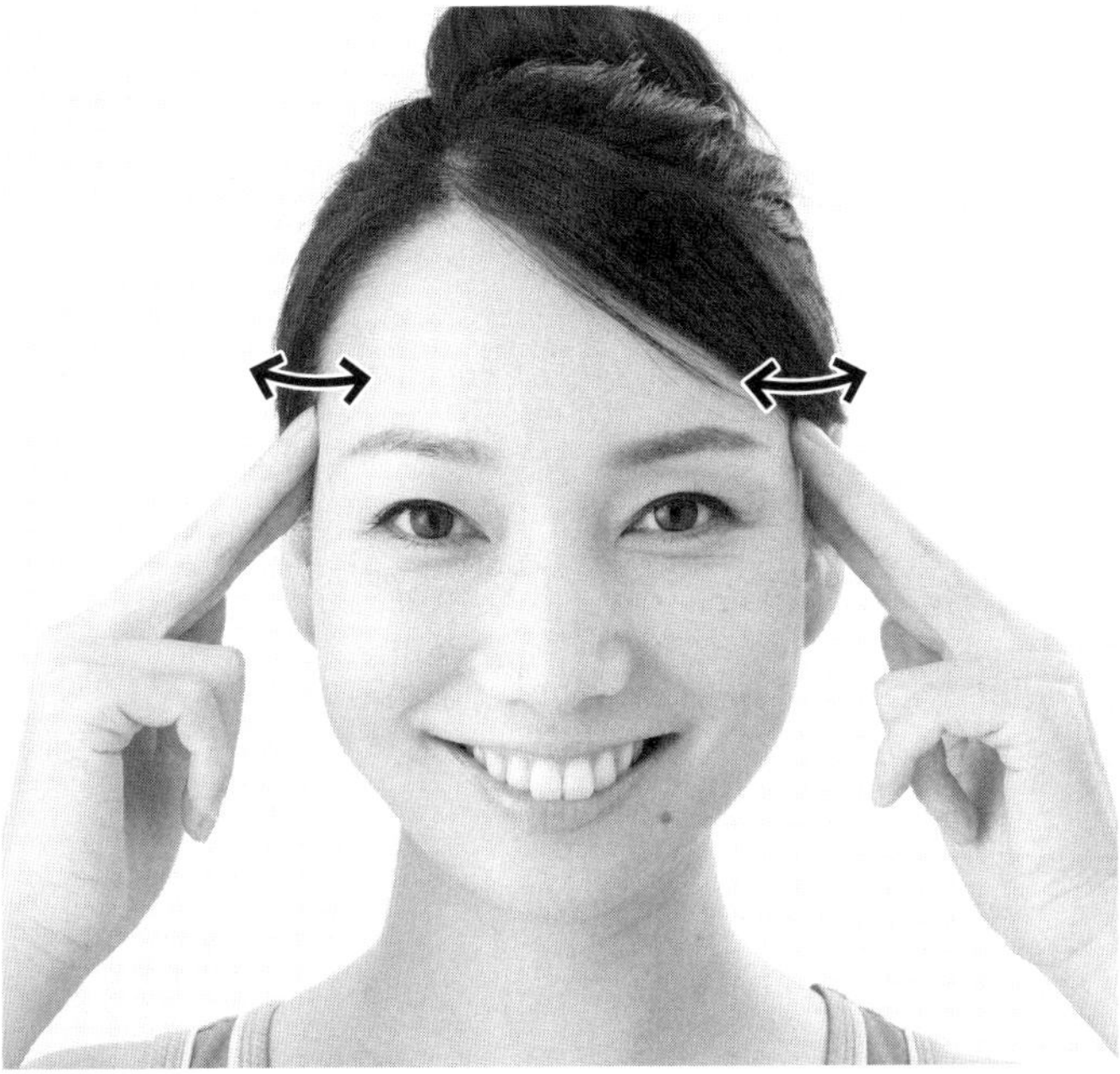

やり方　人さし指と中指で左右に10回横さすり

対応するツボ　中谷眼点、太陽

第2ステップ　症状別顔さすり　緑内障

緑内障を改善する場所は、眉毛の始まりの辺りのゾーンです。人さし指を使って片側ずつ10回横さすりします。

眉毛の始まりには攅竹《さんちく》というツボがあり、このツボは水分代謝をよくする膀胱経の経絡とつながっているのです。

目の近くにあることから、房水の流れを調整していると考えられます。おさらいですが、房水とは目の形を保っている液体のことです。

緑内障は房水の流れが悪くなって、眼圧が上がることが大きな原因と考えられているので、攅竹を刺激することは、緑内障の予防と緩和に役立ちます。

また、第1ステップの脳点さすりは、特に緑内障の症状によく効くので、この顔さすりと併せて行ってください。

10秒行う

第2ステップ

顔さすり〈緑内障〉

余分にたまった房水の水はけをよくし、眼圧を下げる

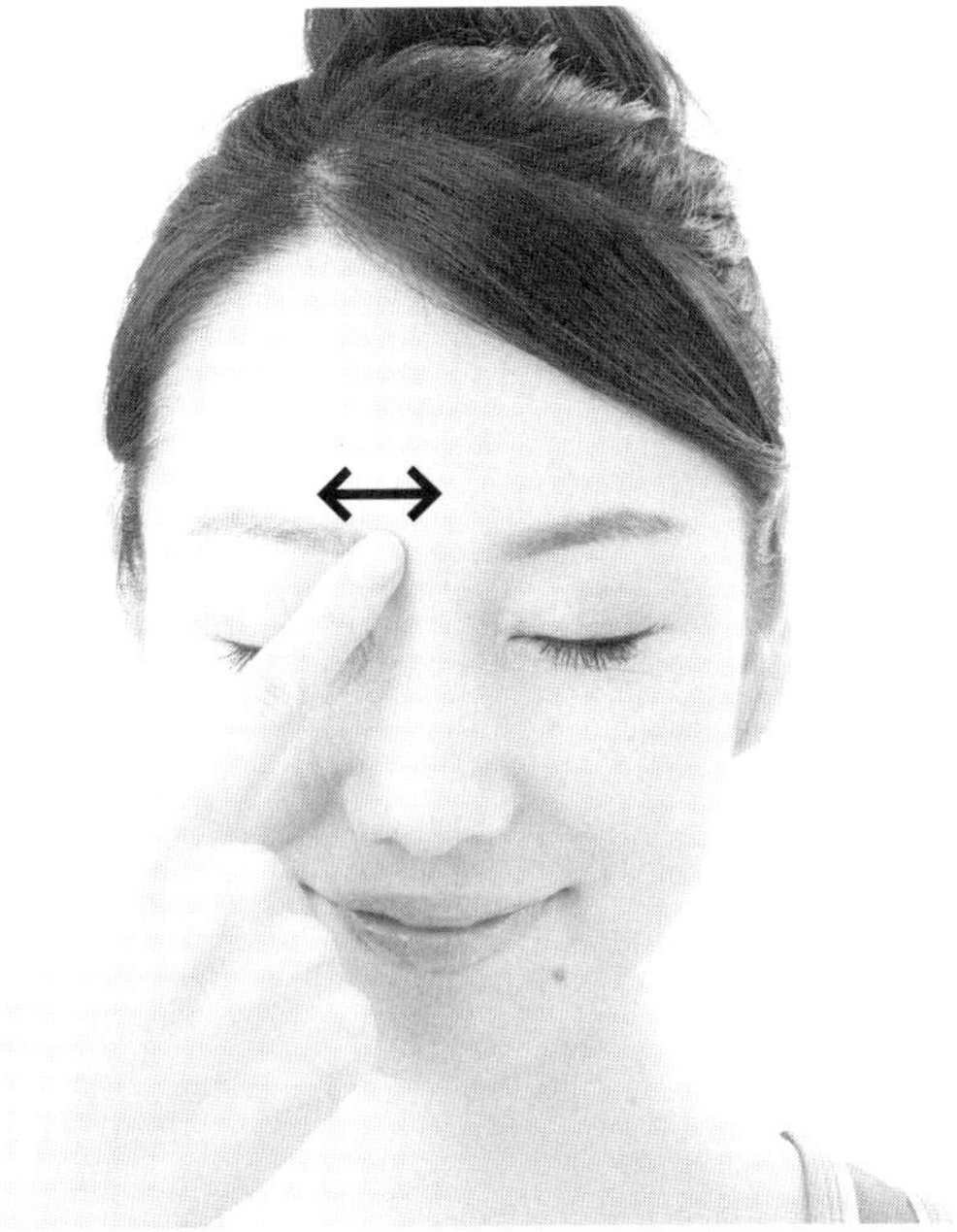

やり方　人さし指で片側ずつ10回横さすり

対応するツボ　攢竹

第2ステップ 症状別顔さすり 白内障

白内障を改善する場所は眉毛の真ん中の、少し上のゾーンです。

人さし指と中指で、左右に10回横さすりします。

ここには、陽白《ようはく》というツボがあります。

陽白には、白いものを明るくする効果があるのです。

平安時代の女性は眉毛をそり、眉毛より少し高いところに「殿上眉」という丸い眉を描いていました。そう、まさに陽白の位置です。

白い肌が美の象徴であった時代ならではの、肌を明るく見せる工夫だったのでしょう。

目に対しても、水晶体の透明度を維持し、白く濁るのを防ぐ効果が期待されます。

また、陽白は脳の疲れを取るツボでもあります。

水晶体が濁る一因である活性酸素は、脳の疲労によって多く発生するので、ここのゾーンをよく刺激することはやはり大切なのです。

10秒行う

第2ステップ

顔さすり〈白内障〉

脳の疲れを癒やし、水晶体の濁りを抑える

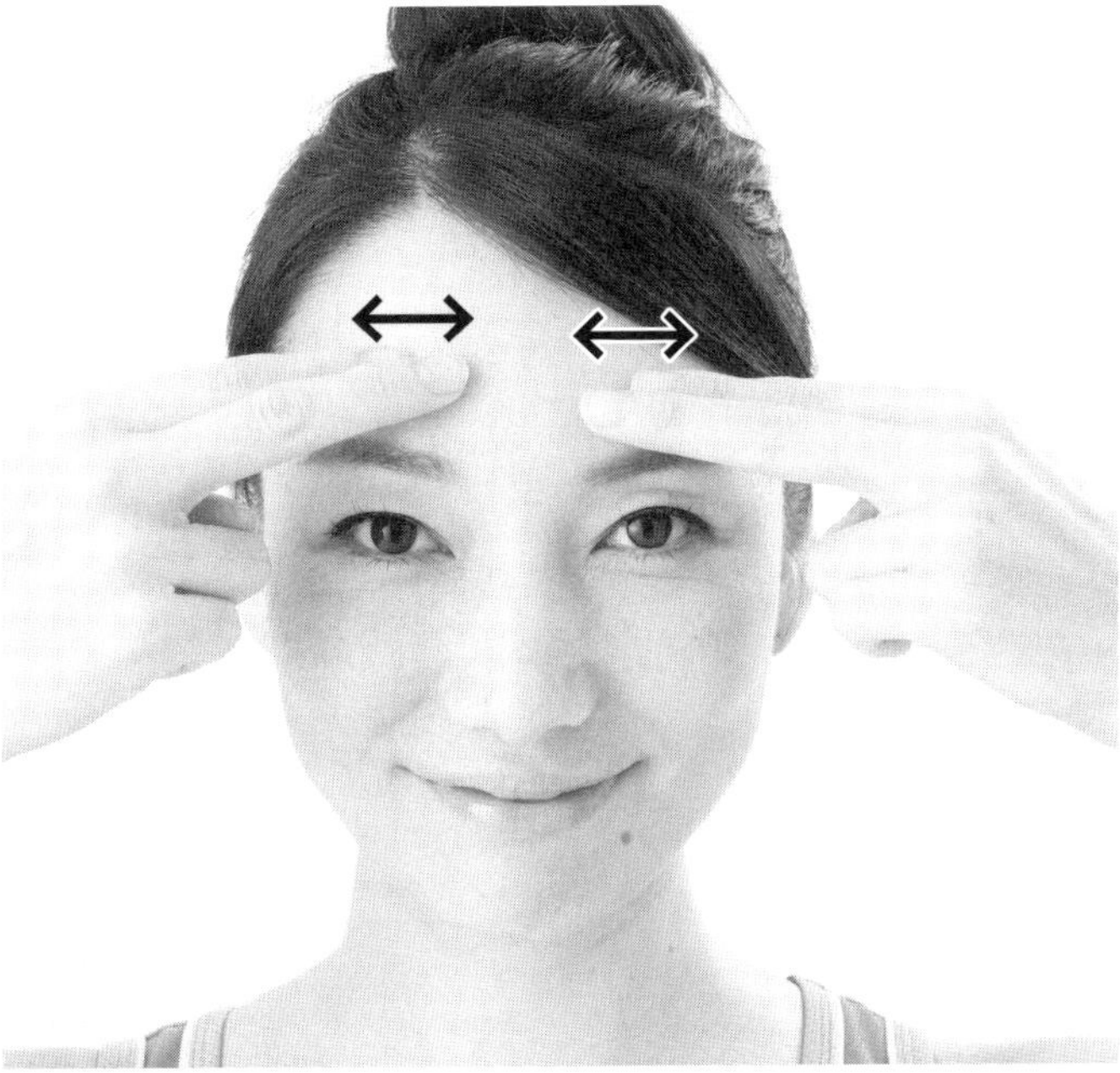

やり方　人さし指と中指で左右に10回横さすり

対応するツボ　陽白

第2ステップ　症状別顔さすり　黄斑変性

黄斑変性を改善する場所は、ちょうどメガネの鼻当てが当たる部分です。人さし指で、目の奥を押すようにして片側ずつ10回、横さすりします。

このゾーンには晴明《せいめい》というツボがあります。晴明は、水分代謝をよくする膀胱経の始まりのツボでもあり、刺激すると網膜周辺の水の流れが整います。

「気・血・水」は体の中でお互い関係し合っているので、水の流れがよくなると血液の流れもよくなってくるのです。

黄斑変性は、新しくできたもろい血管が破れて出血し、目に障害を及ぼす病気なので、このゾーンを刺激して、血流を整えることが予防や進行を遅らせることに役立つのです。

10秒行う

第2ステップ

顔さすり〈黄斑変性〉

血流を整え、もろい新生血管の出血を抑制する

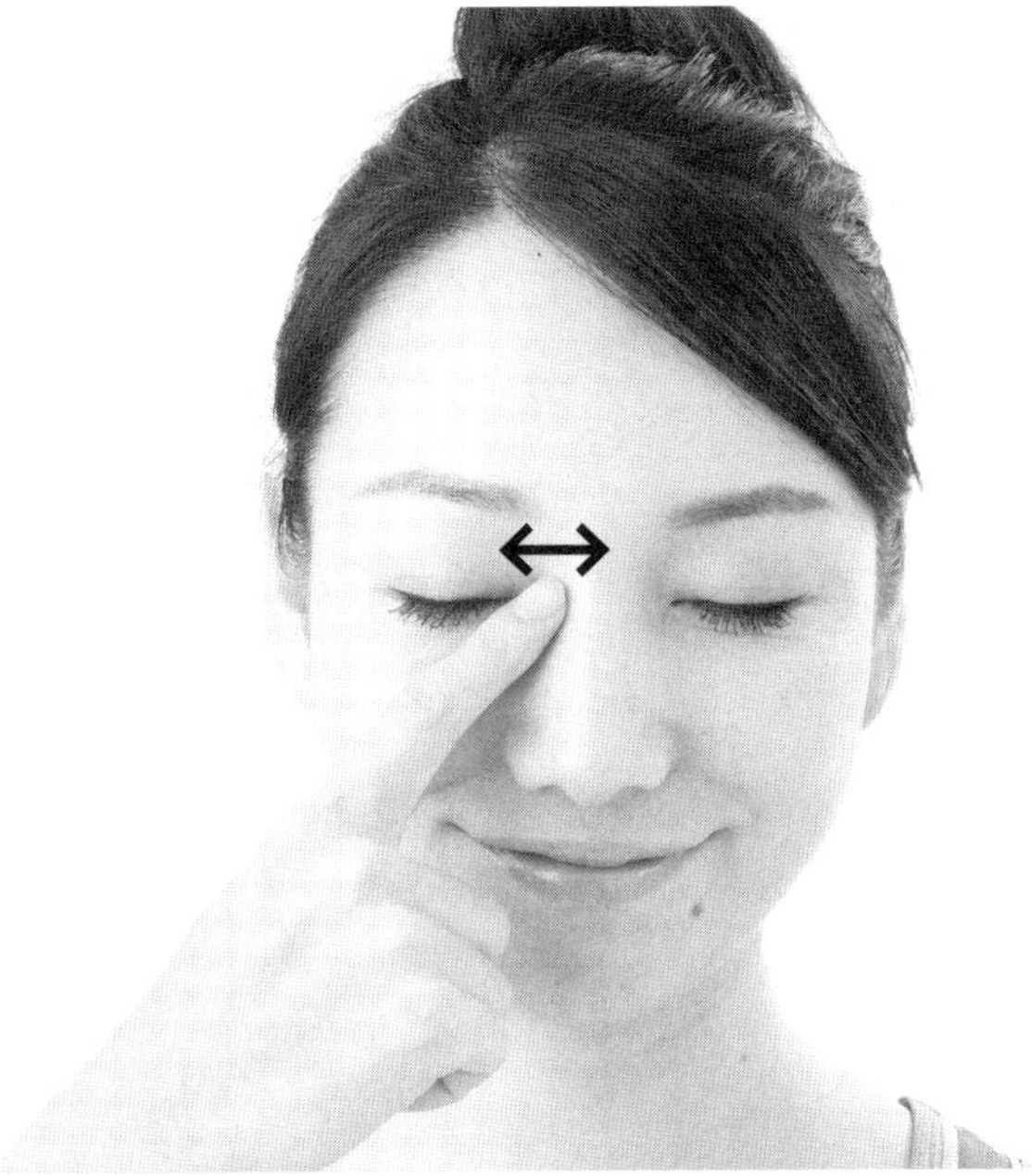

やり方　人さし指で片側ずつ10回横さすり

対応するツボ　睛明

第2ステップ　症状別顔さすり　ドライアイ

ドライアイを改善する場所は、目の下中央、ちょうど黒目の真下です。人さし指と中指で、左右に10回横さすりします。

このゾーンには承泣《しょうきゅう》というツボがあります。

その名の通り、涙を出す効果があるツボで、ここを刺激すると、ジワーッと涙が出てくるのです。

注意深く触ると、骨がくぼんでいる所に当たると思いますが、その場所です。

また、眼精疲労や、充血、目の下のクマを薄くする効果もあります。さすることで皮膚の血行が促進されるので、血行不良を原因とする青グマには、特に効果てきめんです。

10秒行う

第2ステップ

顔さすり〈ドライアイ〉

眼精疲労や青グマの対策にも

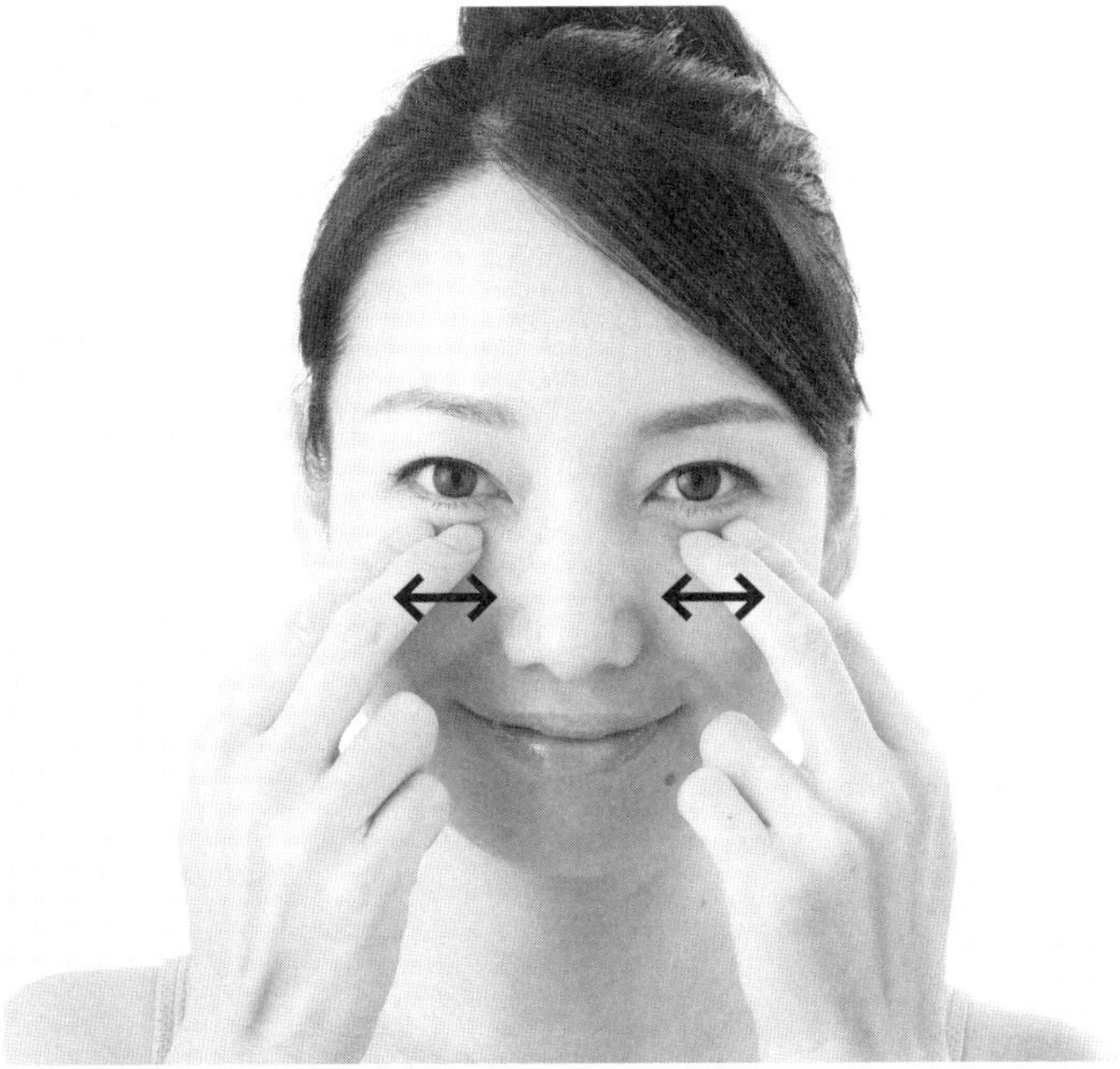

やり方　人さし指と中指で左右に10回横さすり

対応するツボ　承泣

第3ステップ 眼筋トレーニング

眼筋トレーニングは、両手の人さし指で、上下、左右、右斜め、左斜めに引き伸ばす運動です。

やり方は、目を閉じた状態で指を上下のまぶたに当て、目を開けようとします。このとき、閉じた目は指の力に抵抗し、開けないようにします。

それを上下、左右、右斜め、左斜めの順に行いましょう。

最後は、目をこれ以上開かないところまでグッと大きく見開いて終了です。

眼筋トレーニングは、第1ステップ、第2ステップの総仕上げです。

まぶたを開く筋肉が強化されるので、視界が広がり、見えやすくなります。

視力アップはもちろん、垂れ下がったまぶたが上がり、見た目年齢が若返ります。

片目が終わった時点で確認すると、何もしていない目と比べ、ひと回り大きくなっているのがわかります。

第3ステップ

仕上げの眼筋トレーニング

目のまわりの筋肉が鍛えられ、目がパッチリし、視界が広がる

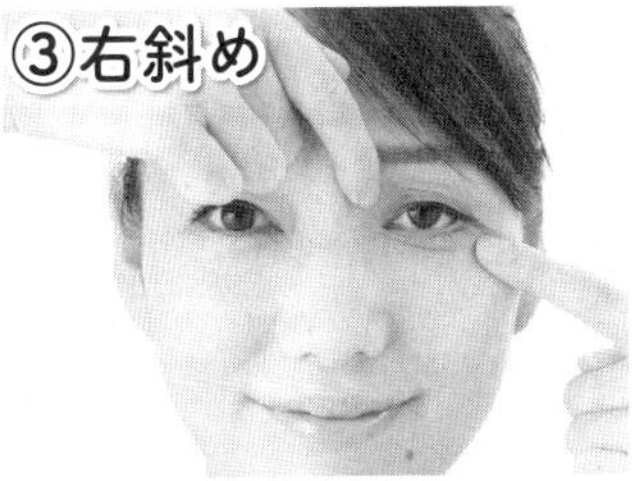
③右斜め

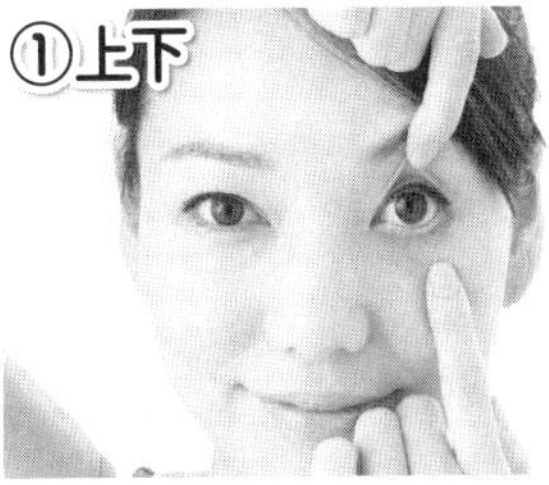
①上下

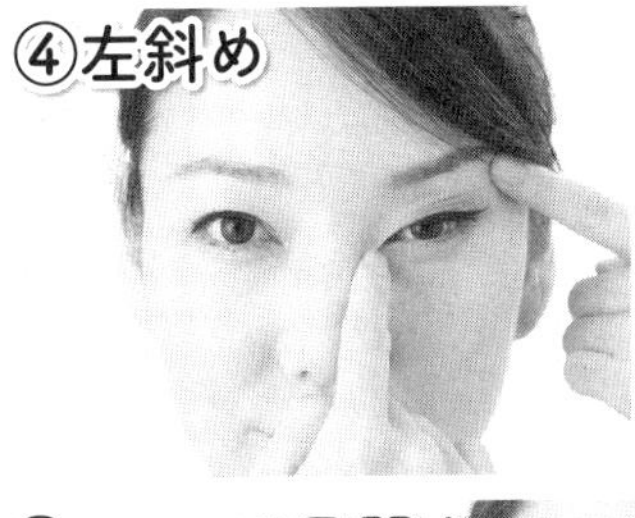
④左斜め

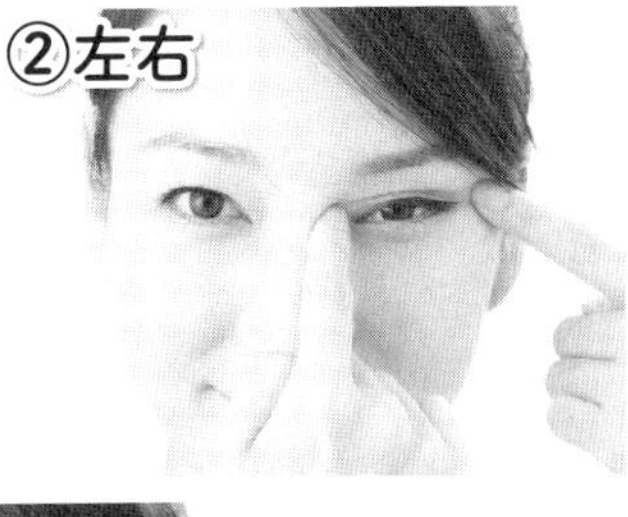
②左右

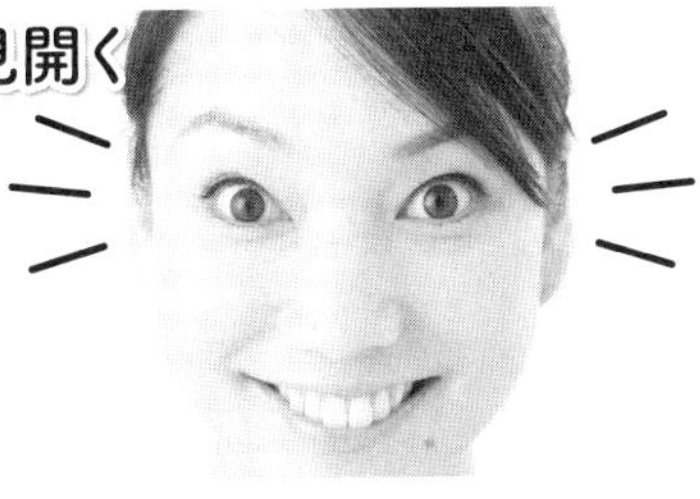
⑤パッチリ見開く

やり方　目を閉じた状態から、両手の人さし指で、①〜④の順にまぶたを引き伸ばす。目は指の力に逆らい、開けないようにする。最後に目を大きく見開く

さあ、視力を測ってみましょう

顔さすりを行う前と後に視力がどれだけ変わるか確認してください。

近距離視力表（30cm用）

【使い方】目から30cm離して、片目ずつ隠し、Cの切れ目がどこまで見えるかを確認する。

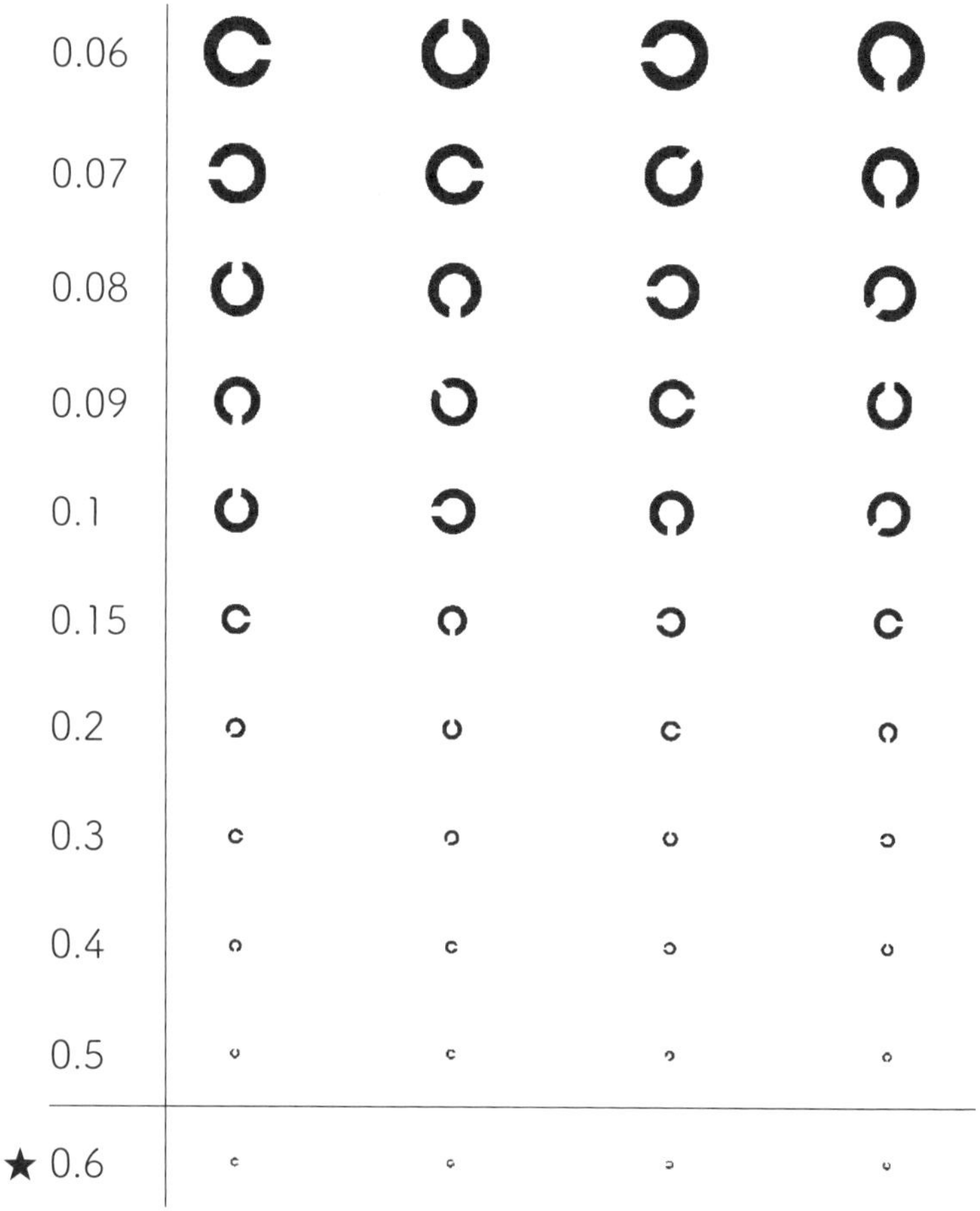

※この視力表は簡易版なので正確ではありません。

顔さすりQ&A

気になる疑問を一挙解決！

Q1 顔さすりを行うのに効果的な時間帯はありますか？

A 目の疲れがたまっている夜がおすすめです。

目の疲れを感じるときに行うと効果は大きいです。
また、リラックスした状態だとさらに効果が高まるので、寝る前ホッと一息ついたときや、これからゆったりとした時間を過ごしたいときに行ってください。
特に入浴後は血液循環がよくなっているのでおすすめですが、30分くらい経って、汗が完全に引いてからがよいでしょう。ちょうどその頃、リラックスしたときに優位になる、副交感神経に切り替わるからです。

Q2 やってはいけない人はいますか？

A 目に直接触れることはないので、基本的にやってはいけない人はいません。

ただし、お酒を飲んだ直後は避けてください。

お酒を飲むと脳が正常に働きません。

顔さすりの中には、脳に刺激を与えることで目の症状を改善させるものがありますが、頭がシャープな状態でないと、脳への刺激が正しく伝わらないからです。

お酒を飲む習慣のある人は、顔さすりを行ってから飲むようにしましょう。

また、目のまわりにものもらいや傷があるときは、炎症を悪化させる恐れがあるので控えること。

目の症状以外でも、体調が悪かったり、熱があるときはお休みしてください。

Q3 どのくらい続ければ効果が出てきますか？

A 個人差がありますが、1カ月ほどで目のよい変化を感じられるでしょう。

目に不調があるときは、後頭部の脳点あたりがボコボコし、重たいと感じる人が多いのですが、顔さすりを始めると、そのボコボコや重たさが消えてきます。これを実感するのにおおむね2～3週間かかり、その後、目の不調が徐々に解消されてくるのです。

すぐに変化が見られなくても、継続することで必ずよい効果が現れるので、まずは1カ月、諦めずに続けましょう。

ドライアイや眼精疲労に関しては即効性があり、行った直後に目の潤いや、疲れが癒えるのを実感できるでしょう。

Q4 やればやるほど効果が出ますか?

A 数を増やしても構いませんが効果が急激に高まるということではありません。

基本は、第1ステップから第3ステップを1日1回で十分です。

もし、2回に増やす場合は、朝、晩で分けるとよいでしょう。

ただし、無理をして回数を増やすと、それこそ3日坊主で終わりかねません。欲張らず、日々、少しずつよくなっていく変化を楽しんでください。顔さすりは継続することが一番、大切なのです。

起きている間、ほとんど休むことができない目を毎日、顔さすりでいたわってあげましょう。

Q5 やった直後は視力が上がるが、すぐ元に戻るのは？

A 目のまわりの筋肉の緊張が取れるとピントが合わせやすくなり、一時的に視力が向上するためです。

筋肉の緊張が特に強い人は、老眼や近視の顔さすりを行うとすぐに、視力がアップしているのを実感できるようです。

しかし、時間が経つにつれ、筋肉のクセによって元に戻ってしまいます。

ですから毎日行い、筋肉が緊張し続けている状態を作らないことが大切です。次第に視力が上がった状態が定着してきます。

また、顔さすりを行った後は100ページの視力表でチェックし、記録しておくと視力が上がったことが確認できて継続の励みにもなります。

Q6 症状別顔さすりは、自分の症状のものだけやれば十分ですか？

A 自分の症状に対応する顔さすりだけで十分です。

例えば、老眼と白内障など、2つの症状を持っている人は、それぞれの顔さすりを行ってください。

また、今出ていなくても、将来心配な症状があれば、先手を打って始めておくと大きな予防効果が期待できます。

ただし、症状が多くなると継続するのが面倒になります。

その場合は、今最優先で改善したい症状を選んで行うとよいでしょう。

大切なのは、1日1回、3つのステップを通しで行うこと。

特に、第1ステップの脳点さすりは、目のあらゆる症状に共通して効くものなので、必ず行うようにしてください。

Q7 人さし指と中指でさするのには意味がありますか？

A 人さし指と中指は、感覚器官が優れているためです。

この2本の指の真皮層には、マイスネル小体という触覚を捉える感覚器官がたくさん集まっており、他の指に比べ繊細に感じることができます。
もっとも触覚がすぐれているのが中指、次いで人さし指だといわれています。

親指を使ったほうが強くさすれるという人もいますが、むしろそれは顔さすりに向きません。

優しくさすりながら、日々の皮膚の変化を感じとるように行ってみてください。

自分の皮膚がこんなにも軟らかく、いたわらなければならない場所だと気付くことができるでしょう。

Q8 眼筋トレーニングは、見た目の若返りが目的ですか？

A 目のまわりの衰えた筋力を強化し、目や目のまわりの血流を改善することが目的です。

眼筋トレーニングを行うと、まぶたを上げる筋肉などが鍛えられ、目が大きくなり、若々しく見えるようになります。

しかし、眼筋トレーニングの一番の目的はそれではありません。

目の健康を保つには、目や目のまわりの血流のよさが大事です。

血流が悪いと、網膜など目の各器官に栄養を届けることができないからです。

筋力が落ちると、筋肉の中を通る血管の血流が低下してしまいます。

その対策として、眼筋トレーニングで日々鍛えることが大切なのです。

Q9 顔さすりだけで目のトラブルは解消できますか？

A すでにある症状を完全に元に戻すことは難しいかもしれませんが、進行を止めたり、予防する効果は大きいです。

顔さすりの効果は、私の治療院に通う多くの患者が実証していますが、必ず、定期的な眼科検診に行くよう指導しています。

特に、症状が進行している緑内障、白内障、黄斑変性などは、眼科の治療と併せて行うことで、相乗効果を発揮できると考えてください。

顔さすりを行う目的は、まずは進行を止め、今の視力を維持することです。少しずつでも、毎日継続することで、視力アップや病気の治癒も見込めるでしょう。

Q10 顔さすりをしていれば眼科に行く必要はありませんか？

A 緑内障や白内障、黄斑変性は、眼科の治療を並行して行う必要があります。

例えば、緑内障は目薬で眼圧を下げることが基本的な治療ですが、顔さすりで眼圧が下がったからといって、目薬をやめてはいけません。むしろ顔さすりは目薬の効果を高めるものだと考えてください。

また、眼科に行くことをやめてしまえば、病気がどのくらい進行しているかを正確に知ることができません。

顔さすりの効果があったかどうかを判断するためにも、眼科に行くべきです。

老眼や近視の場合も、同様のことが言えます。

本書の視力表で測る視力はあくまで目安なので、眼科で正確な視力を把握することが大切です。

第4章

目の不調が回復！感動体験談

体験談 1

1カ月で近視が改善し免許更新もメガネが不要に！白内障の進行も抑えられた

東京都　前原由美子（61才）

対向車のライトがまぶしく感じられるように……

50才を過ぎた頃から、夜運転するときの対向車のライトがまぶしく感じられるようになりました。

さらに、3年ほど前から日中も遠くが見えづらくなってきたので、メガネを新調しに行ったのです。そこで視力検査をしてもらったところ、「正確な視力が測れないのでメガネを作れません、白内障かもしれませんね」と言われ、大慌て。

数日後すぐに、眼科へ駆け込みました。

診断結果は、やはり白内障とのこと。対向車のライトがまぶしく見えたのは、水晶体の濁りに光が乱反射しているためだとわかりました。

また、視力は両眼とも0・4くらいまで落ちており、両眼でも0・7が見えたり見えなかったり。

医師からは、「いずれ白内障は手術になると思いますが、目薬で様子を見ましょう」といわれ、進行を抑える目薬と、近視用のメガネを使ってしのぐことになりました。

昔から目はよく、メガネを掛ける生活も生まれて初めてだったので、白内障や近視と診断され、それなりにショックを受けていました。

顔さすりをすると目がスッキリ

そこで腰痛の治療でお世話になっている内田先生に相談したところ、白内障の進行予防と近視を回復させる顔さすりを教えてもらいました。

最初は後頭部をさすり、次に白内障と近視用の顔さすりを行います。

また、目がパッチリするという眼筋トレーニング法を教えてもらったので、それも一緒にやることにしました。

顔さすりは夜、お風呂に入ってから、ゆっくりやるようにしています。

それでも、顔さすりにかかる時間は5分程度です。最近、携帯電話をスマートフォンに替えてから、目がとても疲れやすくなっていたのですが、顔さすりをすると、目がスッキリします。

「目に効いている」という実感があるので、続けるのは苦ではなく、近視の効果は割合早く現れました。

顔さすりを始めて1カ月ほど経った頃、私はメガネ歴が浅いため、ついメガネをするのを忘れて運転することがあるのですが、メガネなしでも運転に苦労しなかったのです。「もしかして視力が上がったのでは？」と思いました。

その予感は当たっていました。白内障の検査のため、眼科には3カ月おきに通っていますが、顔さすりを始めて約2カ月後の視力検査で、視力が上がっていることがわかったのです。

なんと裸眼でも0・7がハッキリ見えるようになっていました。

これなら、免許更新も裸眼で臨めます。

白内障は進行を遅らせるのが目的ですが、幸い進行していません。顔さすりを続けていれば、手術も避けられるのではないかと信じています。

体験談2

顔さすりで視力が右0・2→0・4、左0・1→0・2に上がり、緑内障で欠けていた視野が一部戻った！

香川県　城田奈保美（52才）

眼圧が正常なのに緑内障を発症

12年前、コンタクトを新しくするため眼科に行ったら、緑内障と診断されました。実はそれ以前から見え方がおかしかったのですが、忙しさにかまけて放っておいていたのです。検査の結果、右目の視野が一部欠けていることがわかり、後悔しました。

眼圧は正常範囲内でしたが（基準値は10～20㎜Hg）、目薬で眼圧を抑えながら、経過観察を続けることになりました。

そんなとき、たまたま手に取った雑誌の特集で、内田先生が緑内障の治療を行っていると知ったのです。

場所は岡山市ですが、私が住んでいる香川県からは快速電車に乗れば1時間ほどで行けます。それで治療してもらうことにしたのです。

先生は、後頭部の脳点というツボに鍼を打ってくれましたが、眼圧を下げる効果のあるツボなので、自分でも毎日脳点さすりをするように、と言われました。

また、緑内障に効く顔さすりと併せて近視の顔さすりも教えてもらいました。

私は、メガネを装着しても十分な視力が出ない強度近視でもあるので、少しでも視力が上がればと思ったのです。

仕上げの眼筋トレーニングも欠かさず行うようにしました。

眼圧が下がり緑内障の進行が止まった

毎日、長時間パソコンを使う仕事をしているので、目は常に酷使しています。

そんなときに脳点さすりを行うと、目の疲れが取れてスッキリするのです。

化粧をしているので、仕事中は顔さすりができませんが、夜、お風呂上がりに汗が引いてから、脳点さすり、緑内障と近視の顔さすり、眼筋トレーニングの3セットを毎日しっかり行うようにしていました。

内田先生からも、「その日の疲れはその日のうちに取るように」と言われているので、毎日忘れずに行うようにしています。

そして今、顔さすりを始めてから2年経ちますが、緑内障はほぼ進行していません。

2年前、眼圧は15㎜Hgくらいでしたが、今は11㎜Hgまで下がっています。15㎜Hgでも基準値内ですが、私にとっては11㎜Hgくらいをキープしているのが調子がよいようです。

そればかりか、視野検査で右目の視野が欠けていたところが、一部見えるようになっていました。

もう視野が戻ることはないと思っていたので、びっくりです。

実は、近視の効果はさほど期待していませんでしたが、こちらもうれしい結果が！

矯正視力で、右が0・2から0・4に、左は0・1から0・2にアップしたのです。

この年で視力が回復するなんて夢にも思わなかったので、万々歳。顔さすりは、やっていて心地がよいので、無理なく続けられるのもいいところです。

このまま続けていけば、もっとよくなると期待しています。

体験談
3

老眼の進行がピタリと止まり、視力1・5を維持！眼精疲労もなくなった

岡山県　荻野朋美（57才）

40代前半から老眼になった

もともと視力がよく、調子がいい日は2・0まで見えることもありました。目がよい人は早く老眼になると聞いたことがありますが、なんと私は40代前半で老眼になってしまったのです。

料理をしたり、新聞を読むときに、だんだん不便が生じてきたので、仕方なく初めてのメガネを作りました。

ところが、これまでメガネを掛ける習慣がなかったので、ついメガネなしで見ようとします。目を細めて見ると、なんとか見えるので最初のうちはそうやって見ることのほうが多かったと思います。

しかし50才目前にして、ますます老眼が進んできたのか、目を細めて見ても、ピントが合わなくなってきました。

私は読書が好きで、夕方2～3時間文庫本を読む習慣があります。それで、とうとう裸眼で読むのは諦め、メガネを掛けて読むようになったのですが、メガネを掛けたり、外したりすると、今度は目が疲れるようになりました。肩や首まで痛くなるひどい眼精疲労が無視できないほどひどくなっていたのです。

そこで、今年6月、もう30年近く体を診てもらっている内田先生に相談したところ、後頭部の脳点というところに鍼を打ってくれました。

治療が終わり目を開くと、すぐに違いがわかりました。慢性的にズーンと重たかった目の疲れが取れて、視界が明るく、ハッキリ見えたのです。

治療院に来ない日も自分で対策できればと思い、教えてもらったのが脳点さすりでした。鍼を打ってもらったところを自分でさすればいいとのことで、早速、次の日から実践することにしたのです。

目の疲れが取れ読書が楽にできるように

脳点さすりは、1～2分でできるので、ずぼらな性格の私でも気付けば4カ月続けることができていました。初めは気付きませんでしたが、脳点さすりを始めた頃からずっと、あのひどい眼精疲労に襲われることがなくなっていたのです。これを始めたこと以外には何も変えていないので、脳点さすりの効果だと確信しています。以前は1時間くらい本を読んでいると目が疲れて「もう少し読みたいけど、今日はここでやめておこう」というようなことが多かったのです。

しかし、脳点さすりや、その後教えてもらった顔さすりを行うようになってからは、目が疲れて読書を中断することがなくなりました。

さらに、最近眼科に行って視力検査をしてもらったのですが、老眼メガネの度がまったく進んでおらず、遠くの視力も1・5まで見えました。

目の疲れを取ることが目的で始めたのに、視力を回復することまでできて、思いもよらぬうれしい効果に喜んでいます。

体験談4

2カ月で左右の視力が0・2アップ！ 裸眼で運転免許を取ることができ大満足！

岡山県　大野雄大（23才）

黒板の文字がだんだん見づらくなった

視力がいいことが自慢で、高校までは左右とも裸眼で1・2は見えていました。ところが大学に入ってから、黒板やスライドに書かれた文字が読みづらくなったことに気付き、席は真ん中より後方に座ると完全にアウト。自然と前のほうの席に座るようになっていました。

目が悪くなってもメガネやコンタクトを着けることなく、見えづらいまま生活を続けていました。すると、転げ落ちるようにどんどん目が悪くなっていったのです。

大学4年生時には、右0・3、左0・4まで下がり、両眼で0・7を見ることができませんでした。ちょうど運転免許を取ろうと思っていたときだったので、メガネを買うことも検討。しかし、裸眼で免許が取れる視力0・7があるかないかのギリギリのところだったので、何とか自力で視力アップする方法はないものかと考えました。

そこで母に相談したところ、母が通っている鍼灸の先生が、目の治療も行っていると聞いて、一度診てもらうことにしたのです。

その日、鍼治療が終わったあと、近視を改善する顔さすりのやり方を教えてもらい、家に帰るなり、早速始めてみました。

後頭部の脳点さすり、顔さすり、そして最後に目のまわりの筋肉を引っ張る眼筋トレーニングの3点セットです。

あまりにもあっさり終わってしまうので、本当に効くのか半信半疑ではありました。

1日2回、2カ月顔さすりを行ったら視力が0・8に上がった

先生には1日1回でいいと言われていましたが、とにかく早く視力を上げたかったので、朝の起きがけと、夜寝る前の2回行っていました。

そして、2カ月ほど続けると、なんとなく前より視力がよくなっているよう

な気がしました。昔の「見える」感覚が戻ってきている感じです。

それが確信に変わったのは、大学の講義を受けているとき。後方の席しか空いておらず、そこに座ったのですが、黒板の字が目を細めずに見えたのです。

これは、とうとう視力が上がってきたのではないかと思い、インターネットからダウンロードした視力検査表で、調べてみることにしました。

すると、右0・5、左0・6に上がっており、両眼では0・8まで見えるようになっていたのです。運転免許証も、裸眼でラクラク取得できました。

ただ、視力がよくなったからといって、顔さすりをやめてしまえば、きっと元に戻ってしまうので、今も、顔さすりは毎日続けています。

視力検査表で時々チェックしていますが、視力はまったく落ちていません。

顔さすりは視力を維持するだけでなく、目の疲れを取る効果もあります。

だからスマホをずっと見ていて、目が疲れたときには、電車の中などでも顔さすりを行うようにしています。

体験談5

緑内障で30㎜Hgまで上がった眼圧が10㎜Hgに下がった視野狭窄、視神経の検査も良好

東京都　木村美佐子（84才）

目薬をさしていたのに緑内障に

10年ほど前、目の検診で緑内障になりやすいからと、眼圧を下げる目薬をさすようになりました。ただ、眼圧は高めながらも正常範囲（基準値は10～20㎜Hg）だったのでそれほど気にはしていませんでした。

ところが半年後の検診で、なぜか30㎜Hgまで上がってしまい、一度しっかり検査をしたほうがよいと、大学病院を紹介されたのです。

検査したところ、すでに緑内障を発症していることがわかり、まずは、眼圧を下げることが最優先だということで、目薬を処方されました。それを使うと眼圧は10㎜Hg前後まで下がりましたが、目が真っ赤になってしまいます。

これだけ強い薬は目に相当大きな負担をかけているはずなので、何とか他の方法で治療できないかと考えていたのです。

顔さすりを行えば、弱い目薬でも眼圧をキープできる

そんな折、いつも肩コリの治療をしてもらっている内田先生に何気なく話すと、眼圧を下げる効果のある脳点さすりと、顔さすりを教えてくれたのです。朝はシャワーを浴びた後、夜はお風呂に入った後に、1分程度行っていました。

顔さすりを始めて2～3カ月経った頃でしょうか。定期検査で目を診てもらうと、弱い目薬に変えたにもかかわらず、眼圧は11㎜Hgに落ち着いていました。視神経や視野検査も併せて行っていますが、そちらも良好で緑内障は進行していないようです。

緑内障で失明する人は多いので、進行が止まっていることでほっとしました。

それから、緑内障の顔さすりを行うと目の疲れが取れて、スッキリ見えるようになるので、目が疲れたときにもこまめに行うようにしています。

体験談6

目の疲れからくる見えにくさや、肩コリが解消 視神経の状態が改善され、緑内障の心配が消えた

岡山県　小林曜子（53才）

健康診断で緑内障の疑いありと言われた

5年ほど前、健康診断の眼底撮影で「緑内障の疑いあり」と指摘されました。眼科に行くと、「まだ緑内障ではないけれど、眼圧が高めなので注意しましょう」と言われました。

眼圧はいつも20㎜Hgくらい。もっと上がったら、目薬で抑える必要があると言われました。ですので、半年に一度は眼圧、視神経、視野の検査を行うようにしています。

また、パソコン作業が多い仕事なので、忙しくなると目がしょぼつき、視界がぼやけてきます。目の疲れからくるのか、肩がこったり、首が痛くなることもしばしばです。

あるとき本屋で買った本に、眼圧低下や目の疲れによい脳点さすりについて

書かれていました。最初は自分だけでやろうと思いましたが、著者の内田先生の鍼灸院が近くにあることを知り、直接指導を受けることに。そして脳点さすりと緑内障の顔さすりを教えてもらったのです。

緑内障の発症が抑えられた！

顔さすりや脳点さすりは、会社での昼休みや、夜寝る前などに行っています。脳点さすりを毎日続けていると、目のかすみやぼやけが少なくなり、次第に、肩や首も楽になってきました。

まだ眼圧の変化こそありませんが、今年5月の検査では、前回の11月より、視神経の状態がだいぶ回復していると言われました。

これからも、緑内障が発症しないように続けていきたいと思います。

体験談 7

黄斑変性の疑いがある視野のゆがみがなくなり、ドライアイもスッキリ解消！

東京都　寺川雄也（65才）

目薬では治らないドライアイ

強度近視と老眼があり、遠近両用メガネを掛けています。

子供の頃から近視のメガネを掛けていたので、メガネ生活はまったく苦になりませんが、ドライアイの症状だけはどうにもなりません。

私の場合、目が疲れてくると、涙が出なくなり、目が痛くて仕方なくなります。まばたきを繰り返してもすぐ目が乾き、目薬をさしても一時しのぎにしかなりません。

そんなある朝、目覚めたばかりのとき、壁に貼ったカレンダーがゆがんで見えたのです。片目ずつつぶって確かめると、右目の見え方が少しゆがんでいるようでした。

家庭医学の本を読んだら、黄斑変性という目の病気の疑いが濃厚です。

妻に話すと、目の病気は恐いからすぐに病院に行ったほうがよいと言われました。

しかし、昔から病院嫌いな私はなかなか重い腰を上げることができず、薬局で買ったサプリメントと、食生活の改善で何とかしようと思っていました。

涙が出るようになった

その頃、腰痛の治療で行き始めた鍼治療の内田先生に相談すると、目の症状全般に効く脳点さすりと、黄斑変性、ドライアイに効く顔さすりを教えてくれました。

早速、帰り道に電車でやってみると、すぐに目が潤い、目の疲れもスーッと取れていく感覚があったので、これは効きそうだと直感したのです。

この感覚が心地よく、毎日続けていましたが、ちょうど2週間経ったくらいに、目の変化を実感することができました。

仕事中、長時間パソコンに集中していても、涙がちゃんと出るようになり、目薬をさす回数がだいぶ減ったのです。

ひどいときは1週間で目薬を使い切っていましたが、1週間経っても半分以上残っていたことでそれに気付きました。

目が潤っていると、こんなにも目が疲れなくなるのかと驚きました。

また、黄斑変性の疑いがあった右目のゆがみはほぼなくなり、症状がひどくなる前に防ぐことができて安心しました。

こんなに簡単なのに、たった2週間ではっきりとわかる効果を得られ、少し不思議な気持ちです。

念のため、眼科に検査をしにいこうと思いますが、顔さすりは私に合っているようなので、病気がなくても、継続しようと思っています。

体験談8

脳幹梗塞の後遺症だと思われる、くもったような見えにくさが顔さすりをすると即解消

岡山県　原口恭子（67才）

左目が見えにくくなった

1年半前、イチゴを食べようとしたら、うまく飲み込めないという出来事がありました。「何かおかしい」と直感し、かかりつけの病院で診てもらうことに。すると「すぐに脳外科に行きなさい」と言われ、紹介状を渡されたのです。

脳外科で告げられたのは、なんと脳幹梗塞。手術はしなくて済んだものの、体の右側に少しマヒが残ってしまいました。

リハビリでだいぶよくなったものの、右手のひじから下に痛みがあり、また左目はくもりがかかったようでハッキリ見えません。見た目も腫れぼったく、目やにがたくさん出るのです。眼科に行っても、目薬を出すだけで、ちっともよくなりません。

そんなとき友人が、目の治療で定評がある内田先生を紹介してくれました。

先生によると、「左目の症状は脳幹梗塞の後遺症のようだ」ということ。

脳と目は交叉しているので、体の右のマヒは、左目に出るのだそうです。

10秒さすったら見えるようになった

先生は私に、目がしらを指で押すようにさする顔さすりを教えてくれました。

これは通常、黄斑変性の症状がある人に教えているものだそうです。

ここをさすると、症状が緩和してくるというので自分でやってみたら、確かにクッキリ見えるのです。思わず、「先生、見えます！」と叫んでいました。

また先生からは脳点さすりも教えてもらいました。

その後、鍼灸治療の効果もあり、目の症状はだいぶよくなりました。

眼科でも検査してもらいましたが、目にはまったく異常がないと言われたので、脳に原因があるのかもしれません。

それでも、見えづらくなったときに脳点さすりや顔さすりを行うと、左目の見え方がよくなるので、今のところはこの方法で対処しています。

脳点さすりや、顔さすりは、脳にも効く万能点なのかもしれません。

第5章

生活習慣を少し変えるだけで目はよくなる

回生眼科院長　山口康三

血流の滞りが目の疾患の大本

網膜の血流が目の病気を引き起こす

私たちの体の中で唯一、血液が流れている状態を直接見ることができるのが目。眼底を顕微鏡で見ると、網膜血管の血液の流れがわかるのです。

また眼底を見ると動脈硬化の状態もわかります。動脈硬化が進むと、目の血管も硬くなります。

つまり網膜を直接見ることで、全身の動脈硬化の進み具合も推測できるのです。もう1つ、白目とまぶたの裏側を覆っている結膜の血管も見ることができます。ここを見ると、血液がサラサラしているか、ドロドロしているかがわかります。

血液がドロドロして流れにくくなっていると、緑内障や白内障、黄斑変性といった目の病気を発症する原因になるのです。

さらに目全体を見れば、ストレスの状態もわかります。過剰なストレスを受けて、交感神経が緊張している人は、目の血流が悪くなるため、血走って見えます。

食事、運動、睡眠を変えると視力が回復

高血圧や糖尿病は、生活習慣病と呼ばれていますが、実は緑内障や白内障、黄斑変性も生活習慣によって引き起こされます。

事実、私はこれらの目の病気の患者さんに対し、食事や運動、睡眠の取り方などの生活改善療法を指導していますが、それによって、眼圧が下がったり、濁った水晶体が元に戻ったり、黄斑変性で出現する新生血管が消失して、視力が回復した例は珍しくありません。

また視力低下、ドライアイや眼精疲労も目の酷使という生活習慣が背景にあります。

つまり、目のほとんどの病気は生活習慣病であり、目によい生活習慣に変えることで改善できるのです。

食事は腹八分目に

小食にすると眼底の血流がよくなる

現代の日本人の食生活は、食べ過ぎの傾向にあります。

1日3食でも食べ過ぎですが、その上、間食や夜食を取っていれば、明らかな食べ過ぎです。

空腹時間を8時間確保すると、消化管からモチリンというホルモンが分泌されます。

モチリンは排便を促す作用がありますが、いつもお腹がいっぱいだと分泌される暇がありません。

そのためたくさん食べているのに排便の回数が減り、宿便をため込むことになります。間食や夜食をやめ、腹八分目の食事にするだけで、血液を汚し血流を悪くさせる便秘が解消されるのです。

朝食を青汁に変えてみよう

小食にすると、細胞の新陳代謝が促され、細胞の活動が活発になります。これは飢餓状態のとき、生き延びるために人類が獲得したシステム。定期的に断食をすると体が若返るのは、このシステムが働いているからです。実は、断食をしなくても朝食を青汁にするだけで同じ効果が得られます。

青汁とは、小松菜やブロッコリーなどの青い野菜を搾りジュースにしたもの。これらの野菜に含まれる食物繊維は、腸内の善玉菌のエサになり、腸内細菌バランスをよくするので、これも便秘の解消になります。

便秘が解消すれば、血液がきれいになり、目にもよい効果をもたらすのです。

目によい食事とバランス

日本人には和食が合っている

日本人の糖尿病人口は多く、世界でも10位以内です。その一因として、高カロリーな欧米型の食事が増えたことが挙げられます。

日本人は、少ないエネルギー消費で活動できる「倹約遺伝子」をもつ人が多く、飢餓に適応する能力は高いのですが、飽食には弱いといわれています。

そこで再び脚光を浴びているのが和食です。

和食は「うま味」を利用することで動物性油脂の少ない食事が取れることを評価され、世界遺産（ユネスコ無形文化遺産）にも登録されました。

動物性油脂を極限まで減らすことは、目の疾患を治す基本なので、和食を中心とした食事を取ることが大事なのです。

バランスのよい食事で血液を浄化

左のピラミッドの図は、理想的な食のバランスを示したものです。

ポイントは主食と副食の割合を5対5で取ること。さらに副食のうち、旬の野菜と海藻類が3、豆類、種実類が1、魚介類を1とします。

また油分や糖分の多いもの、果物はできるだけ少なくします。ただし油は必須栄養素なので、えごま油や亜麻仁油、オリーブ油などの質のよい油を最小限取るようにします。

この食事バランスの目的は、血液を浄化すること。

浄化された血液がサラサラ流れるようになれば、目の病気も治ってくるのです。

眼病をよくする食事バランス

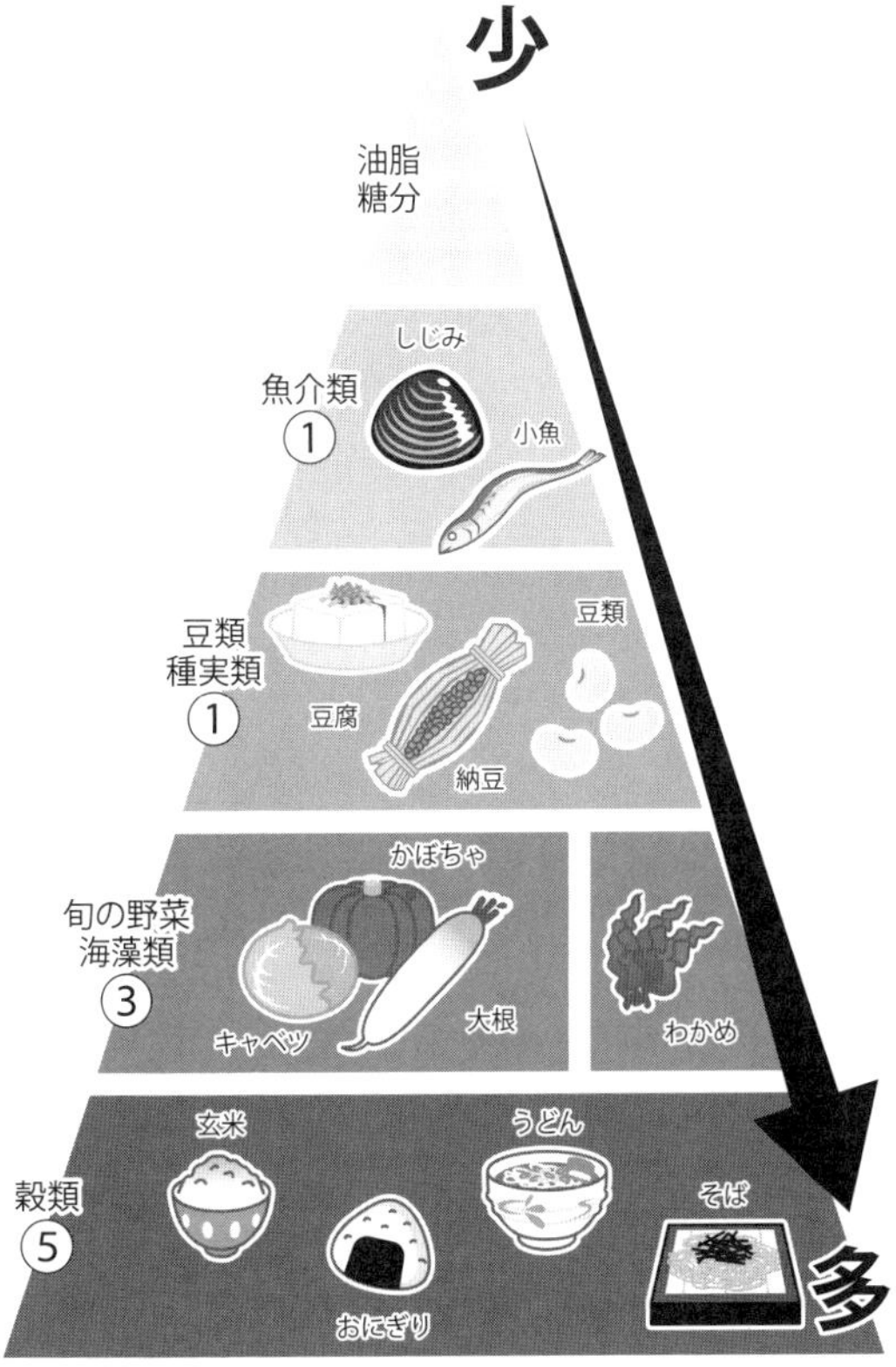

穀類５：野菜、海藻類３：豆類、種実類１：
魚介類１の食事が理想的

白米、肉、砂糖、アルコールは控える

主食は玄米や雑穀米に

目の病気を治すためには、できるだけ避けるべき食べ物があります。

まず主食では、白米や精製パン、精白めん類は避けましょう。

穀類は精白して取り除かれる胚芽や、ぬかの部分にビタミンやミネラルなどの栄養素がたくさん含まれているので、玄米や未精製のパン、めん類は未精製の玄そばや玄うどんを取るようにします。

また、玄米の代わりにアワ、ヒエなどの雑穀を混ぜて食べるのもよい方法です。最近はそれらをブレンドした五穀米や十穀米が市販されているので、それらを利用するのもよいでしょう。

また肉は血液をドロドロにする典型的な食事なので、避けるようにしてください。

肉を加工したハム、ソーセージ、また魚介類の加工品も食品添加物が含まれているので、おすすめできません。

砂糖や油、アルコールを取り過ぎない

甘い物や脂っこい物も、控えたい食品です。

砂糖や油の取り過ぎは、目の健康はもちろん全身の健康にとってもよくありません。

これらは、血液をドロドロにし、血流を悪くする原因となるからです。

なお、第1章でも述べましたが、甘い物や脂っこい物を食べ過ぎると、涙の脂の層が分泌されにくくなるため、ドライアイの症状が出やすくなります。

また、アルコールも目の治療中は避けるべきです。

アルコールは利尿作用があるため、脱水を起こし、血液をドロドロにする原因になるからです。

目がよくなるまでは我慢しましょう。

運動しないと目はよくならない

運動は血流アップに最適

目の健康にとって、食事と同じくらい大切なのが運動です。

運動すると、高血圧の人は血圧が下がり、悪玉コレステロールや中性脂肪が減り、血糖値や尿酸値も下がりやすくなります。

つまり運動は、さまざまな代謝を正常に戻す効用があるのです。

そして、運動の一番の効用は、血流をよくすること。

ほとんどの目の病気は、血流の悪さが原因になっていますが、運動して血流をよくすることで改善するのです。

私は治療の際に、必ず患者さんに運動をすることを指導します。

それをきちんと守れた人は、緑内障や白内障、黄斑変性などの病気が治っています。

目は歩くだけでよくなる

私が指導している運動は特別なものではなく「歩く」だけですが、これを行うだけで目の回復スピードが断然に変わります。

歩くことがよいのは、筋力低下を防ぐ効果があること。あまり歩かない生活を続けていると、足腰の筋肉量が低下します。

筋肉は血流に関わっていて、特に足の筋肉は、心臓のポンプ作用を助ける働きをしています。

筋力が強ければそれだけ血流がよくなりますが、低下すれば血流も悪化します。逆に血流がよければ、血液から栄養素が筋肉の細胞にしっかり運ばれるので、筋肉も良好な状態が保たれるのです。

そのためには、筋肉量が低下しないように、足腰の筋肉を鍛える必要があります。そこで、もっとも簡単で効果のある運動が歩くことなのです。

実際、今まで歩かなかった人が歩くことを習慣にすると、緑内障や白内障、黄斑変性といった目の生活習慣病が確実に改善していったのです。

ウオーキングが目の回復力を加速させる

目の病気を本気で治すなら1万3000歩

私は、緑内障や白内障、黄斑変性を治療中の患者さんに、1日1万3000歩のウオーキングをすすめています。

一般的に、健康のためには1日1万歩がよいといわれていますが、目によい影響を与えるのには少し足りません。

なぜ1万3000歩なのかというと、筋肉量の低下を防ぐための最低限必要な歩数が1万3000歩といわれているからです。

厚生労働省も、ひざなどの故障を治した後に、1日1万3000歩以上歩くと、筋肉量や筋力の低下が防げると発表しています。

1万3000歩から目は劇的に改善

私が1万3000歩をすすめているのは、それ以下の歩数に比べ、治療効果が格段に違うからです。

例えば次のような症例があります。

右目が正常眼圧緑内障の40代女性は、私の指導する生活習慣療法で眼圧が下がり、視力も回復していたのですが、今度は左目に眼底出血を起こしてしまいました。

失明の恐れもある眼底出血を経験し、恐い思いをしたので、毎日1万3000歩を歩くようになりました。

こうして、しばらくウオーキングを続けた結果、眼底出血が少しずつ引いてきたのです。

小康状態や悪化を繰り返す中で、1日の歩数を1万5000〜2万歩に増やしてみたところ、回復スピードが一気に上がり、眼底出血は完全に消えてしまいました。

これは、決してまれなケースではありません。これまで5000人以上の患者を指導してきた中で、このような例はたくさんあります。

ですから、初めは少しずつでも毎日歩く習慣を付けるところから頑張ってみると、目の治療に必ず役立つと断言できます。

ウオーキングを3回に分けて行う

とは言え、1万3000歩はキツ過ぎる……と思う人も多いでしょう。

しかし、この数はウオーキングの歩数だけでなく、家の中で歩いた数も加えた1日の総歩数です。


ウオーキングも何回かに分けて行えばそれほど難しくはありません。

だいたい10分で1000歩くらい歩けるので、30分歩けば3000歩になります。

そこで、30分のウオーキングを1日3回行えば9000歩。

また、自宅でもこまめに動けば2000歩くらいは稼げます。

残りは買い物などに出かけるときの歩数を2000歩くらいとすれば、なんとか達成できる歩数に感じられるかと思います。

早く寝るほど目はよくなる

遅くても夜10時には就寝

現代人は睡眠不足も深刻です。

私たちの体の細胞は日中活動することで傷つき、就寝中に修復されます。睡眠時間が足りないと、その大事な修復作業ができなくなります。

これでは病気を治すことができません。

また睡眠不足は、免疫力も低下させるので、ますます病気が治りにくくなってしまいます。

睡眠については、早寝することが大事です。

遅くても夜10時には就寝することをおすすめします。

というのは、夜10時から午前2時の間には、成長ホルモンが分泌されるからです。

成長ホルモンには、傷ついた細胞を修復したり、細胞そのものの入れ替わりを促す作用があります。

また、人間の体には本来、体に合った1日のリズムがあります。

午前4時から午前12時までは排泄の時間。

午前12時から午後8時までは栄養を吸収する時間。

そして午後8時から午前4時までは細胞の入れ替わり、つまり細胞の新陳代謝のための時間です。

睡眠は、細胞が入れ替わる時間に取ることが、体のリズムに合っています。

となると、やはり遅くても10時に寝るのが健康的です。

体の1日のリズム

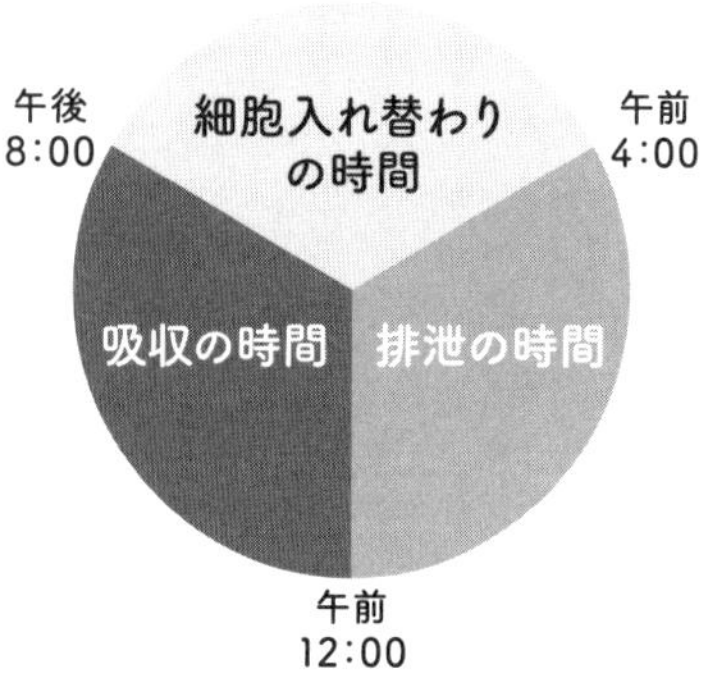

自然のルールに従った体のリズムを守ることで、新陳代謝がよくなり、目の病気も治りやすくなる

早く寝るほど短時間で疲れが取れる

早く寝るようにすると短時間で疲労回復できるので、睡眠時間も少なくて済みます。

体が正常なリズムで動いている場合、だいたい夜9時に寝ると、朝3時には目が覚めます。

夜10時では朝5時、夜11時では朝7時、夜12時だと朝9時という具合に、寝る時間が遅いほど、睡眠時間を長く取る必要があります。

それは、寝る時間が深夜にズレ込むほど、疲れが取れにくくなるからです。

夜9時に寝れば睡眠時間は6時間で済みますが、夜12時では9時間寝ないと疲れが取れないということです。

人間は昼光性動物なので夜が明けるとともに起きて活動し、日が暮れてから休息して眠るのが本来の自然なリズムなのです。

口呼吸をやめるには口テープ

睡眠の質を悪くする口呼吸

睡眠時間が足りていても、睡眠の質が悪ければ、疲れは取れません。睡眠の質を妨げる要因はいくつかありますが、中でも多いのが口呼吸。本来、寝ているときは、口は閉じていて、鼻から呼吸するのが自然です。鼻は空気中の細菌やウイルスを取り除くフィルター機能をもちますが、口呼吸ではそれらが直接口の中に入ってきます。

このため、感染症などにかかりやすくなります。また、口呼吸の問題点は鼻呼吸に比べ、浅い呼吸になってしまうこと。すると体を緊張させる交感神経が優位になり、全身の血流が悪くなるので目への悪影響も当然出てくるでしょう。

朝起きたとき、口の中がカラカラに渇いている人は、寝ているときに口呼吸をしている疑いがあります。

テープを貼れば鼻呼吸で眠れる

口呼吸は口にテープを貼るだけで簡単に改善できます。
用意するのは、薬局などで売っているサージカルテープ。包帯やガーゼなどを患部に固定するための医療用テープなので、かぶれにくい素材で、口に貼っても心配ありません。

やり方は、5cmほどのサージカルテープを口の中央に縦に貼って寝るだけ。テープを貼って寝ると、鼻呼吸で眠れるようになるので、睡眠の質がぐっと高まります。

続けているうちに、口を閉じて寝るのが習慣になり、だんだんテープを貼らなくても、口呼吸せず眠れるようになってきます。

ストレスとの付き合い方

目はストレスに弱い器官

慢性的にストレスにさらされると、心身にさまざまな不調が起こります。

これは目も例外ではなく、ストレスを感じているときや、疲労がたまったときに目が重くなったり、血走るのはストレスに弱い器官だからです。

しかし、ストレスそのものが悪いわけではありません。

それがわかったのは、アメリカで成人3万人に対して8年間行った、ストレスに対する調査によってです。

その調査では、過去1年間にひどいストレスを経験した人たちは、死亡率が43％も高いことがわかりました。

ただしそれは、ストレスが健康に害を及ぼすと信じていた人だけに言えることでした。

ひどいストレスを経験しても、ストレスが無害だと思う人たちは、ストレスがほとんどなかったグループと比較しても、死亡率が低かったのです。

プラス思考でストレスを味方に付ける

ストレスは考え方を変えるだけで、コントロールできるものもあります。

例えば、人間関係は何かとストレスの元になりますが、人間関係に執着するからストレスになるともいえます。

自分に対して嫌な言動をする人がいたら、「この人はそういう人なのだ」と開き直って、気にしないのが一番です。

また夜寝る前にあれこれ考えると眠れなくなってしまいます。

夜は自然界のリズムも人体のリズムも、仕事をしたり、物事を考えたりする時間帯ではありません。

床に入ったら、何も考えないようにするとよいのです。

それでも眠れない人は、カフェインの入っていない温かいお茶を飲んだり、枕元に好きな香りのアロマオイルを置いたりするのも効果的です。

ブルーライトを減らす

青い光は網膜まで届く

テレビやゲーム機器、パソコン、スマホなどのデジタル機器から発せられるLEDのブルーライトは、目に大きなダメージを与えます。

光の3原色は赤、緑、青で、デジタル機器からも3つの光が発せられています。このうちブルーライトは、水晶体を通り抜け、目の奥にまで達します。直接光が目の中に入ってくるので、それだけ網膜などに負担が掛かるのです。

デジタル機器のモニターのさまざまな色は、光の3原色を混ぜ合わせて作りますが、3原色をすべて均等に混ぜ合わせると白い光になります。

つまり、青く見えない光にもブルーライトが含まれているのです。

テレビ、パソコン、スマホ、ゲームはほどほどに

ブルーライトの害を減らすには、単純にテレビやパソコン、スマホ、ゲームの長時間使用をやめることです。

どうしても、仕事などでパソコンを使わなければならない場合は、ブルーライトをカットするパソコン用メガネを使いましょう。

メガネを掛けている人には、メガネの上にクリップで止めるタイプもあります。

また、テレビを見るときは、画面の高さの3倍以上の距離を取るとよいといわれています。

さらに最近のテレビは光量を調節できるようになっているので、明るみを抑えて目の負担を減らすとよいでしょう。

ドライアイは目を温めて改善

目薬はその場しのぎの対処療法

ドライアイは、涙の脂肪層の分泌が悪くなり、目が乾く状態を言います。

涙は目に近いほうから、粘液の層、水の層、脂肪の層に分かれています。

1番外側にある脂肪の層は、涙の水分が蒸発しないように留める役割を果たしているのです。

目が乾きやすい人は、目薬をさしてしのごうとしますが、ヒアルロン酸を含む目薬は水の層にしか効きません。

また最近、粘液の層に効く目薬が出てきましたが、これは比較的よく効きます。

しかし、ドライアイの最大の原因となる涙の脂肪層に効く目薬はまだ開発が進んでいません。

このため、目薬をさしても効果はそれほど持続せず、その場しのぎの対処になってしまうです。

涙の脂肪層の詰まりを取る温め術

脂肪層の分泌が悪くなる原因で一番大きいのは、やはり生活習慣です。

例えば、甘い物や脂っこい物を食べ過ぎると、脂肪が冷えて固まり、油層を分泌するマイボーム腺を詰まらせてしまいます。

すると、脂の層が分泌されにくくなります。

こういったことからドライアイがなかなか改善しない人は、甘い物や脂っこい食べ物を控えると、涙の質がよくなってきます。

また、脂肪の詰まりを取るには、目を温めるのが効果的です。温めることで、冷えて固まった脂肪が流れやすくなり、涙の質が変わってきます。

目を温める簡単な方法があります。

水でぬらしたタオルを軽く絞り、電子レンジで温めて（６００Ｗで40秒程度が目安）蒸しタオルを作り、目をつぶってまぶたの上に当てるのです。

目を温めると、涙の質がよくなるだけでなく、目のまわりの血流もよくなり、目の疲れもよく取れます。

目が疲れやすい人はこのような方法で、時々、目を温めてあげるとよいでしょう。

おわりに

私たちは視覚、聴覚、嗅覚、味覚、触覚の五感を働かせて情報を得ており、この五感のうち、視覚情報が全体の80％以上を占めているといわれています。目はそれほど大切な器官であるにもかかわらず、何か異変が起こらない限り、私たちはいたわろうとしません。

逆に、スマホやその他電子機器の普及で目を酷使する時間が増えています。目の病気に対しては、何より早期発見が大切です。病気が早く見つかれば、多くの選択肢の中から自分に合った、体に負担の少ない治療法が選べるので治癒する可能性が高まります。

もちろん、顔さすりもその治療法の中の1つです。

また、「目は口ほどにものを言う」ということわざがあるように、私たちは人と接するときに、相手の目からさまざまなメッセージを受け取っています。

パッチリ見開いた大きな目は、健康的で若々しい印象を与えます。

逆に、疲れがたまっていると、まぶたが重く感じられ、気持ちも落ち込みやすくなります。本書は視力アップや、目の病気の予防、進行を止めることを主な目的としていますが、目の健康を保つことは結果的に、仕事や家庭での良好なコミュニケーションを保つことにも役立つのです。

また、顔さすりを行うと同時に、監修の山口康三先生が指導する目によい生活習慣をぜひ実践してみてください。

顔さすりと併せて行えば、その相乗効果で目の血流がぐんとよくなり、自然と不調が消えていくでしょう。

読者の方々が、顔さすりとともに、いつまでも健康で魅力的な目を保つことを心から願っています。

2016年11月吉日　内田輝和

内田輝和

1949年岡山県生まれ。倉敷芸術科学大学客員教授。関西鍼灸柔整専門学校卒業。鍼メディカルうちだ開設。雑誌やテレビなどメディアでも活躍。

オリンピック選手や女子バレーボールなどアスリートからの信頼も厚い。

関節痛の治療はもちろん、近年特に増えている老眼、近視、緑内障などの眼病で訪れる患者の治療にあたり成果をあげている。

岡山では知らない者がいないほど有名な存在。

著書は『坐骨神経痛を自分で治す！』『「１分下半身筋トレ」でやせる、不調が消える』（いずれも主婦の友社）など。

10秒顔《びょうかお》さすりで 老眼《ろうがん》、近視《きんし》、緑内障《りょくないしょう》はよくなる

平成28年12月31日　第１刷発行
令和７年２月20日　第22刷発行

著　者　内田輝和《うちだてるかず》

発行者　大宮敏靖

発行所　株式会社主婦の友社
〒141-0021　東京都品川区上大崎3-1-1 目黒セントラルスクエア
☎03-5280-7537（内容・不良品等のお問い合わせ）
☎049-259-1236（販売）

印刷所　大日本印刷株式会社

ISBN978-4-07-419070-6